福祉の役わり・福祉のこころ

とことんつきあう関係力をもとに

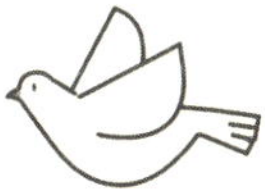

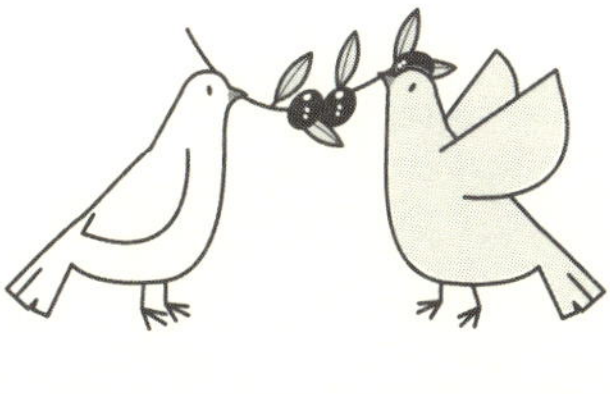

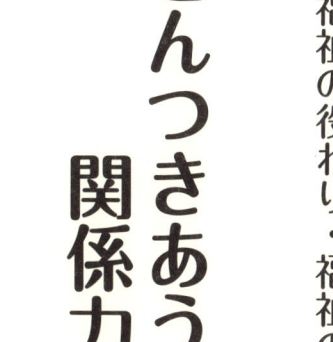

まえがき

福祉の実践における人へのまなざしとはどのようなものであるべきでしょうか。人間の尊厳が大切にされ、一人一人の生きがいが尊重される実践となっているでしょうか。福祉サービスを受ける方を対象化するということよりも、共に生きる人として相互主体的にかかわることが目指されているでしょうか。そこでこそ最も福祉の専門性が要求されるのではないでしょうか。「人間にとってあるべき福祉とは何か」という根本問題を考えるために「福祉の役わり・福祉のこころ」を主題とする講演会をつづけています。

二〇〇九年は、日本認知症グループホーム協会副代表理事であり、指定介護老人福祉施設サンライフたきの里施設長をなさっている岩尾貢先生、そして、北千住旭クリニック精神科医であり、聖学院大学総合研究所・大学院教授の平山正実先生にご講演をいただきました。本書はその講演をもとにまとめられています。

岩尾貢先生は、もともと精神科のソーシャルワーカーだった方で、同時に老人保健施設なども本当に知恵を尽くして運営してこられ、非常に幅の広い見識をお持ちです。現在は、認知症高齢者の介護について、とくにグループホームを経営・運営することによって、高齢者の方にごく当たり前の生活をしていただくことに取り組まれていらっしゃいます。グループホームに集まってこられた他人同士が、どうしてごく普通の家庭生活に近似した生活を送ることができるようになるのかについて、豊富なご経験をお話しくださいました。

岩尾先生は、特別養護老人ホームというような大規模施設ではなくて、もっと地域に開かれた生活を送ることができるような仕組みというものをお考えで、実験を通していまプログラムを展開されようとしておられます。先生の思想と実践から、私たちは、ちょっと視点を変えて相手の立場に立ってみるということ、大事なのは事柄の処理ではなくて相手とかかわりを持つことだということを学ぶことができます。

平山正実先生は臨床死生学という新しい分野で非常に業績を上げてこられました。とくに、親しい者に先立たれて悲嘆に暮れる、あるいは身体的にも不調を覚えている人たちに対するグリーフケア、つまり悲嘆に対するケアを実践し、深い研究を積み重ねていらっしゃいます。診療所を開設し、町なかの医師として治療に当たっておられる精神科のお医者さんでもあります。集団療法やデイケアにも関心をお持ちになって実践をされています。

人と状況の全体性、生活にかかわる全般に気配りをするということから、チーム医療というものに非常に関心を深めておられます。精神科医療におけるチームワークについてお話しくださいました。

町なかの精神科診療所においての日々の診療・援助業務は、必ずしも主治医の指示ですべてが円滑に進むものではありません。そこには多職種の専門職の協働作業が欠かせないのです。

チームワークをはばむ問題を具体的に示し、そして、より良いチームワークをつくるための要件を挙げてくださいました。

世の中、時代の転換点にさしかかっているからでしょうか、福祉の分野でもさまざまな問題が起きています。人間の集団ですからそううまくいくことばかりではありません。問題ごとに具体的な対応をするわけですけれども、それを通底する本質的なこととして、何を一番中心的な課題としてとらえるか。そして、どのような方向に解決していこうとするのがいいのか。福祉に関心をお持ちの方々、人間のあり方に関心をお持ちの方々に、このことをまず考えていただきたいと思います。本書がその手助けとなれば幸いです。

聖学院大学総合研究所名誉教授
柏木　昭

とことんつきあう関係力をもとに

――●●●目　次

認知症高齢者のケア
——「○○したい」という生きる上での尊厳と自己実現の重視——

岩尾　貢

はじめに

私は、石川県の加賀市というよりはむしろ山中温泉とか山代温泉とか片山津温泉という加賀温泉郷の一角と申し上げたほうがよろしいでしょうか、わりと山手のほうにある「指定介護老人福祉施設サンライフたきの里」という施設の施設長を兼ねながら、認知症の問題を中心にいろいろと実践活動を行っている者です。

まず、私自身がどのような実践を重ねてきたか、いわゆるソーシャルワーカーとして私自身が取り組んだ実践をお伝えします。さらに、その実践の中で認知症の人たちとの出会いがあり、認知症の人たちが地域で暮らすことの意味を知る中で、ソーシャルワーカーとして生活支援というものにどのように取り組んできたかということを、できるだけわかりやすくお伝えしたいと思います。

自身の実践を振り返って

まず、一九六九年に精神科の病院に精神科ソーシャルワーカー（PSW：Psychiatric Social Worker）として入職しました。当時私は、生活支援や援助というよりは、むしろ適応論中心の立場をとっていました。患者さんがある程度社会に合わせられるような状態になったときに、初めて地域の中で暮らせるんだと思っていました。そのためには患者さんはこういうことができなければいけない、あるいはこういうことはやっちゃいけないよという、どちらかというと、保護的といいますか、父性的な取り組みをしていました。

その私を決定的に変えることになったのが、一九七八年（昭和五十三年）、国立精神衛生研究所（今の国立精神・神経医療研究センター）での研修でした。そのときに初めて柏木昭先生との出会いがあり、それ以来ずっと柏木先生とのおつきあいが現在まで続いています。その研修には、現在、全国的にもいろいろと活躍されている、龍谷大学の荒田寛先生をはじめとするそうそうたる方たちが集まっていました。その研修で、私は徹底的に打ちのめされる経験をしました。そのときに私が柏木先生から教えられたことは、「主体性の保障と自己決定の実践」です。これは非常に衝撃でした。

研修ののち、私自身がいた精神科の病院、当時は非常に閉鎖的で保護的であった病院に帰り、私自身の学びの中から病院の開放化の取り組みをしたわけです。それはそれで相当大変な取り組みでした。きょうはその内容を主題とするのではなくて、そういう取り組みをしている中で出会った、認知症高齢者の問題をお話ししたいと思います。

認知症の人たちとの出会い

認知症のAさんの相談を受ける

あるとき、私は非常に衝撃的な相談を受けることになりました。あるお年寄りAさんです。畑づくりが趣味で、それを生きがいにされていた方です。毎日畑に通って仕事をされていたのですが、認知症が生じ隣の畑との区別がつかなくなりました。その隣の畑は、Bさんというお年寄りが趣味として畑づくりをなさっていたのです。Bさんは自分の畑を荒らされるものですから、自分の家族にAさんが畑を荒らして困るんだということを訴えました。それでBさんの家族は、当然のことなんですが、Aさんの家族へ苦情を言ったわけです。そのときにAさんの家族はどうしたかということです。

Aさんの家族は、畑に出ていくからいろんな問題が起きるということで、Aさんを家の中に閉じ込めました。家の中に閉じ込められたAさんは、それまで元気に畑仕事をしていたわけですから、家の中でいろんなことを行うわけです。そのことは、今度は家族にとって、とても困ったこととなりました。あまり困ったことをするものだから家族は部屋の中に閉じ込めました。当然トイレの問題などがあって、ポータブルトイレを部屋に置くと、ポータブルトイレをひっくり返して部屋じゅうを汚したりしました。家族は耐えられないということで、最後はAさんを柱に縛りつけたんです。

柱に縛りつけるとトイレの問題があります。それでAさんはおむつを当てられることになるわけです。当然、縛られるから騒ぐわけです。それで夜じゅう大声を出したりするものですから、家族もたまらなくなって私のところに相談に来たのです。そのとき、私は思いました。畑仕事で元気にくわを持っていた人が認知症になるとおむつになるのかと、これは私にとってとても衝撃的な出来事でした。

実態調査をし、認知症の専用病棟をつくる

当時、私は精神科の病院にいました。認知症の高齢者が精神病棟に入るというのはとても無理がありました。放置できないという思いがありながら、しかし何もできないＰＳＷとしての私がいました。それでもやっぱりほうってはおけないということで、この地域にどれだけの認知症の人たちがいるのか知ることから始めました。当時、認知症に関する調査は東京都の調査が一つだけありました。全国的には実際どれだけの認知症の人が地域にいるのかということはわからないような状況でした。私自身も地域の実態調査をしました。その上で、当時は認知症の専門病棟の基準が何もなかったときで、それに手を出すと病院の経営が成り立たなくなるぞと言われたのですが、地域の病院としてどうしてもやってほしいという要望により、四十二床の認知症の専門の病棟をつくってもらいました。あっという間に満床になり、びっくりしました。本当に遠方の人が認知症の人を連れてきて、何とか入院させてほしいということもありました。

認知症の二つの理解の仕方

そこで、認知症というのは一体何だということで、私はＰＳＷの仕事をちょっと横に置いて、とにかく病棟の中に入って、とことん認知症の人と一緒に過ごすということを実践しました。そうすると認知症の人とのかかわりの中で、それまで認知症の人たちというのは訳のわからなくなった、喜びや悲しみも失ってしまったような無能者に近い状態になった人だと思っていたことが大きな間違いであるとわかってきました。つまり見えないものが見え始めるということが起きてきました。認知症の人たちも実は生活ができる人たちだ、という気づきになっていったのです。

医療が理解する認知症の理解があります。しかし、私自身が認知症の人たちとかかわりながら理解したのは、少し違うところがあるんです。それを少しお話ししておきたいと思います。私自身は認知症を次のように理解しようとしました。一つはまず病気としての理解、もう一つは生活のしづらさを持っている人たちという理解の仕方をしました。

病気としての理解

いわゆる病気としての理解は、一時ちょっと頑張って勉強もしようとしたのですが、勉強してもあまり意味がないということがすぐわかりました。

それはなぜかというと、認知症はやっぱり治せないんです。今でもそうなんです。アリセプトという薬がありますけれど、やはり治るわけではありません。それからワクチン開発は不老長寿の世界を求めているような感じがして、私自身はどこか理解しがたいものがあります。確かに認知症とは脳の病気で原因のある疾患です。知能の衰退、つまり知的能力が落ちていくのです。知的能力が落ちて何が問題になるかというと、生活に影響するということなんです。こういう理解でした。

原因については、社会福祉法人浴風会認知症介護研究・研修東京センターの所長をされていた長谷川和夫先生は、七十ぐらいの原因があると言われています。その中の代表的な疾患としては、変性疾患としてのアルツハイマーです。脳萎縮が起きるものです。それから脳血管性疾患としての認知症。あとは最近ではレビー小体型認知症やピック病などが、代表的な原因として言われるようになっています。

生活のしづらさの理解

◇認知症の人たちの問題とは何か

認知症の人たちの一体何が問題になるのでしょうか。私が家族の相談の中で、主に困ることとして相談を受けたのは、例えば行方不明になる、不潔な行為をする、不眠、昼夜逆転で家族を眠らせてくれないとか、異食、過食や拒食で目が離せないということでした。それから、相談に来たお嫁さんが大体このことで限界を訴えられるのですが、「大抵のことは辛抱しますがお金をとったという泥棒呼ばわりだけは辛抱ならない」。それで、入院させてくれと言ってくる。あとは騒いだり暴れたりといっぱいある。そういうことが困るということで相談に来られるわけです。

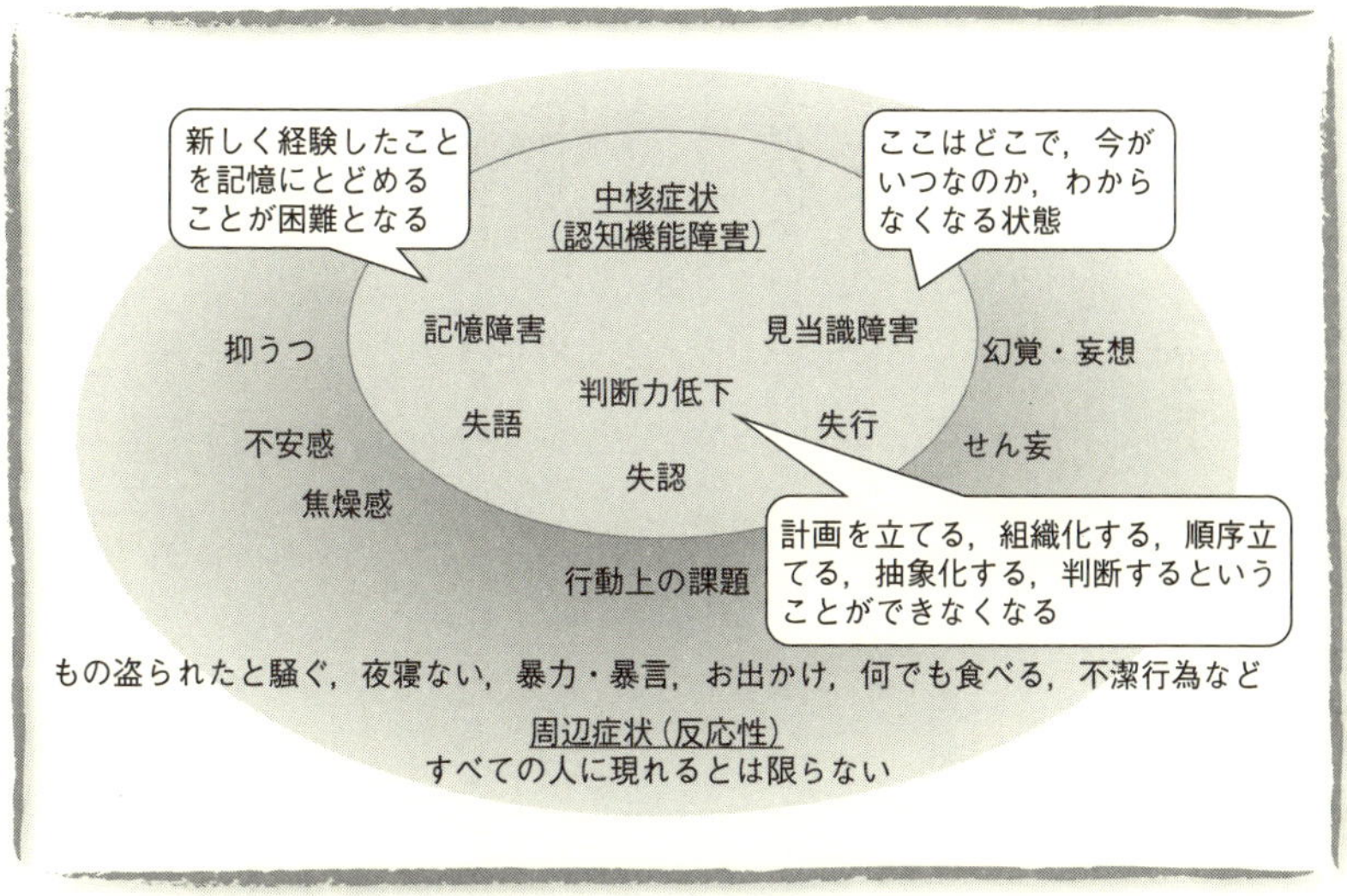

図１　認知症の症状（中核症状と周辺症状）
全国認知症グループホーム協会より

確かに認知症の中核の症状は、記憶の問題、見当識の障害、判断力低下、失語、失行、失認が本体なんです（図1）。長谷川式の検査では「一〇〇から順に七を引いてください」という課題が与えられます。どうですか皆さん、すすっと引けますか。ちょっと危うくなる人も結構います。しかし隣の人が名前を覚えてくれなくても、計算ができなくてもあまり困らないですよね。見当識障害というのは、ここがどこかとか、今は何月何日かがわからなくなる。これもわりと穏やかに過ごしてくれるのならあまり困りません。それから判断力の低下があります。心理的なものでは抑うつ、不安感、焦燥感など、いろいろと周辺の症状として出てきます。あと精神症状として、幻覚、妄想、せん妄などが出ます。これは介護の力ではどうにもならないものです。精神科の医者にすぐ診てもらえば、十日から二週間ぐらいで治して戻してもらえ、まあ何とかなります。

ところがみんなが困るのは行動上の問題です。例えば、物をとられたと騒ぐとか、夜寝ないとか、暴力や暴言とか、出かけて行方不明になるとか、何でも食べるとか、不潔な行為などの周辺症状。だれにでもあらわれるとは限らないですけれど、行動上の問題というのが家族や地域が困っていた問題でした。

◇認知症の人たちの行動にもみんな意味がある

この行動上の問題の意味は一体何なんだろうということなんです。私はこれにとことんつきあうことにしました。つきあってみると、実はいろいろなことがわかりました。行方不明になったり、うろうろすることを、みんなは徘徊《はいかい》と言ったりします。ところが徘徊という理解の仕方だと、認知症の人たちを理解できないのです。行方不明になる人はどこに行こうとしていたのかと聞くと、うちに帰ろうと思っていたと言うんです。確かに途中に物忘れがありますから何をしようとしたかを忘れてしまうけれど、出ていくときは必ず何か目的を持って出ているんです。皆さんはここからうちに帰るときに、今から徘徊しますと言って帰りますか。そんなことは思いませんね。だから認知症の人たちの行動にもみんな意味があるということに気づいていくわけです。

とことんつきあってみると、不思議なことがいっぱいありました。自分の息子が夫になるんです。だれですかと聞いたら、亭主だと言うんです。不思議な世界でした。それから鏡に向かって一生懸命しゃべっているんです。「あなたはどこからござっさった（来たんですか）」と言って。鏡の自分にしゃべっているんですね。それから、夕方に自宅で家に帰らせてもらいますと言って荷物をまとめたりしているんです。それから、何にも覚えていないとか、便器に手を入れたり、お嫁さんの前だと痴呆（認知症）がひどくなるという訴えがあったりします。さっき食べたのに食べていないと言うとか、風呂に入ってくれないとか、不利なことだと知らん顔するとか、そういうことがいっぱい出てくるわけです。

どういう世界なのか最初はわかりませんでした。ところが、とことんかかわって、つきあって時間がたつと、実はこれは一つずつ全部意味がある、ということがわかってきたんです。

例えば認知症の方との次のような会話があります。

「お年はいくつですか」。
「三十六です」。
「三十六。本当に三十六ですか。（笑）三十六と思っていらっしゃるんですね。いや、そんなことはないです。どう見ても八十五です。本当の年はいくつですか」。
「三十六です」。

このように言い張るのです。

こういう認知症の人と私たちのコミュニケーションの姿があります。認知症の方に何が起きているかということですが、実は記憶の障害の中に、今の時点からずっと年をさかのぼっていくという障害のあり方があるのです。逆行喪失と言います。ある時、行方不明になる人にどこに行こうとしていたんですかと聞いたら、うちに帰ろうと思っていたと言うんです。ところが、そんなにうちに帰りたいんなら行こうよと言って、自分のうちに行っても、ここは自分のうちではないと言うわけです。何が起きているかわかりません。私はあることをきっかけにして、その理由を理解することになりました。

それはある方のお誕生日のときのことです。「お誕生日おめでとう、○○さん」とワッペンをつけてもらっていました。その方は八十四歳になる女の方だったんです。今日はお祝いの会だから本人は幸せだから喜んでいると思っていたら、非常に不機嫌な顔をしていらっしゃるんです。それでどうしてということでたずねると、ワッペンを指さし、「これが違う」と言われる。「名前が違うのですか」と聞くと「名前は合っている」と。「それじゃあ、お誕生会ではないの」と言ったら、「誕生日かどうかはわからないけど、生まれたのは○年○月○日」と正確に言われました。それじゃあ何が違うかというと、八十四が違うと言うんです。女の人ですから多少はサバを読む傾向はあるんですが、それでは「おいくつですか」と言ったら「私はたしか四十五のはずだ」と言うんです。何が起きたのかわからなかったんですが、実は、そういうふうに年齢をずっとさかのぼっている記憶の障害があったのです。

例えば、鏡に向かって話しつづける人の場合では、その人の前に置かれた鏡におばあさんが映っていました。その人に「自分だと思いますか」とたずねると、「思わないです」と答えます。自分だと思わないから、「あんた、どこからござっさった」と話しかけるわけです。ところがうまく話が通じないものだからちょっと離れるけど、気になって仕方がないから険しい表情をしてそっと鏡をのぞいているんですね。そうして、「向こうに怖い人がおる、怖い人がおる」と訴えてくるわけです。このように、認知症の人にもその人なりの世界があって、そのことを一つずつ理解していくと、全部意味があるということがわかってきたのです。

さらに、ご飯を食べていないと言う人がとくに大型の施設でよく見られます。食事の最中に食べ終わって、ぽっと立ち上がって見渡すと、食事中なんです。瞬間にずぼーっと抜けるような物忘れの特徴がありまして、ついさっきのことをきれいに忘れてしまう。そうすると、食べていないから私のところへ食べさせてくれと訴えてくるわけです。それは男の人だったのですけれど、食事が終わった女の人の横を通ったら、「私も食べていない。だから食べさせて」と女の人が来て、三人ほど並んだんです。そうしたら最初の男の人は、「自分だけが食べていないなら勘違いがあるかもしれんけど、これだけ食べていない者がおるんや（いるんだ）から食べていないはずだ」と。こちらは「申しわけございません」と言って謝るわけです。こういう、ずぼっと抜ける物忘れがあるのです。

これを、「これがあんたの食べた皿」と言って私たちの認知している事実だけを突きつけて、その人が本当に食べた気になるかどうかなんです。こういう間違いをどんどん起こしていて、私たち自身が非常に不可解な世界をつくり出しているのです。

この物忘れというのは皆さんにも簡単に起きるんですね。「今ここで研修が始まる前に、大学が気をきかせて皆さんにコーヒーとケーキをお出ししたんですよ。(笑) 食べられましたか。食べていないですか」。そうです、そういう物忘れなんです。(笑) わかりますか。つまり皆さん、身に覚えがないんでしょ。食べていないんですから。だから、私が食べかすのついたケーキの皿を持ってきて、「これがあなたの食べた皿ですよ」と言ったら、「そこまでおっしゃるんだったら食べたんでしょ」と思いますか。「いいえ、食べていない」と言うでしょ。そういうことです。

私たちが事実の世界をどんどん押しつけていて、そういう現場の間違いをいっぱい起こしていたんです。これを全部説明する余裕はありませんが、実は全部理由があるということがわかってきたのです。なぜ私がわかったかというと、とことんかかわったからなんです。ですから、時間をかけてつきあえば、認知症の世界というのは理解できる、ということがわかりました。

◇ 不安や混乱、生活のシグナルとして理解する

こうしたわけのわからない行動を問題行動と言う人がいます。そうではないんですね。問題行動ではなくして、いわゆる不安や混乱、生活のシグナルだったのです。だから、行動の意味を考えて、どのような生き方を求め、何に不安や混乱をきたしているか、シグナルをキャッチするというのがPSWとしての取り組みのはずだと考えます。それに対して私たちはどういうふうに理解してきたかというと、私たちとの間違ったかかわりの中で混乱させている。さらにその行動に対する叱責やと

がめ、否定、訂正が混乱した世界をつくってきたのです。つまり私たちがむしろつくってしまっているんだということがよくわかりました。

また、生活歴からいろいろなことが起こります。例えばグループホームで暮らしていらっしゃるある人が、いつもトイレは外でされるんです。そして、グループホームのトイレをいつも水浸しにしてブラシをかけていらっしゃるんです。なぜだろうと思ったら、その人は昔、うちの外に出てトイレをしていたんです。かわやで、うちの中ではなく外にあった。その人は年をとってから、高速道路のサービスエリアでパートでトイレの掃除に行っていたんです。つまり生活歴からいろんなことをされるのだということもわかった。これまでの生活スタイルから、うまく暮らせずに苦しんでいる姿だったんです。だから、家族や一般の人から見ておかしな、あるいは異常な行動を呈しているんだけど、実はそれには全部意味があるということがわかってきました。

◇生活問題を共有するかかわりが必要

それをわかるには、やはりかかわりということが要るんです。つまり関係です。その瞬間瞬間に「つきあう」ということが大切なんです。だから私たち側の問題は、認知症という病気のせいにするのではなくて、シグナルとして存在したととらえなければいけない。そこに生活のしづらさというのがあって、生活問題ということを考えなければいけないということです。だから認知症において理解できない高齢者、認知症行動はない。つまり了解可能な人たちなんですよと。それにはやはり私たちが見守ることとか、共生（ともに生きること）とか、一緒にいろんなことをやる協働、そしてそばにひたすら寄りそっていく、ということが重要です。それにはかかわりが問題なのです。どういう関係の質を持つか、私たちの能力の問題、本人の能力もあります。それから、どれだけ時間を使っているかということが問題だったのです。

認知症のケアの流れ

役割や生きがいの生まれる取り組みへ

私の認知症のケア実践には一つの流れがあります。それはやはり最初は、安全・保護、家族負担からの解放でした。そのころは、認知症の人たちは何もできない人というふうに考えていました。ところがリハビリなどをいろいろとやると、いろんなことが回復する人たちでした。とくに寝たきりの状態の人は、必ず車いす生活にはなるということも経験的にわかってきました。ところがリハビリをやると、お年寄りにものすごく評判が悪いんです。それはなぜかというと、つらいからです。平行棒を行ったり来たりなんて、一つも楽しくありませんし、砂袋を持ち上げて筋力アップしても一つも楽しくないんです。あれが成功したら、世の中の人はみんなダイエットが成功することになると思うんですが、なぜ失敗するか。それは楽しくないからなんです。生きがいにならないんです。

そういう中でいろいろと取り組んで、認知症があってもできることがいっぱいあるということがわかってきました。一番何ができるか。女の人だったら、包丁が持てるということがあったんです。包丁なんか危ないものだから、保護的に持たせないようにしようと思ったのですが、いざ包丁を持つと料理ができるんです。だから、できることに注目しました。その取り組みが、実は認知症のグループホームケアです。自分たちでやれることはやりましょうよといってどんどんいろいろなことをして、その中の一つとして料理をやってもらいました。

しかし、私はある日、あるお年寄りからいつまでこんなことをやらせるんだと言われたんです。なぜかといったら、ずっとこれまでやってきたと言うんです。協働だから献立もみんなで共同で考えようと言うんだけど、ずっとやってきたと。もういいかげん嫌気が差しているんだと。例えばうちでだんなさんに何を食べたいと聞いたら、「何でもいい」と言うと。それから息子に何を食べたいかと聞いたら、「うまいものだ」と言うんだと。『何でもいい、うまいもの』でずっと苦労してきた、いつまでこんなことをやらせるんだ」という主張なんですね。それは私もさすがに参りました。それじゃあ何をしたいのかと聞いたら、例えば「買い物に行きたい」とか、「外に出たい」とか、「旅行に行きたい」とか、「趣味の畑をしたい」とか、いっぱいやりたいことがある。それならもうやりたいことをやってもらおうというので、グループホームで何でも自由にやってくださいということでやりました。

私はこれで認知症ケアも大体目標に到達して成功したぞと思っていたら、やりたいことの中に「寝ていたい」があったんです。これを認めると廃用症候群（体を動かさない状態が続くことによって、心身の機能が低下して動けなくなること）になりますよね。だから今は「できて、したくなること」をしてもらいます。例えば、料理はやりたくないと言っていた人も、みんなが食べたい、食べたいと言っていたら、魔が差したようにつくってくれるんですね。「〇〇さんでないとこの味は出ないよね」とか、みんなが「おいしい、おいしい」と食べていたら、「そんなに言うんだったらまた気が向いたらしてやるよ」と。そこに役割とか生きがいが生まれてくるんです。こういう取り組みが、いま認知症ケアの流れの中にあるということです。

生活者としての認知症高齢者を支える

◇生活支援の視点を持つ

そうした取り組みの際に、生活支援というものをどういうふうに考えるか。私たちはこれまでケアとされてきたもの、つまり三大介護と言われた世話機能、排泄《はいせつ》介助、食事介助、入浴介助、そういうものばかりでなく、もっと生活というものに目を向ける必要があるのではないかということになってきたわけです。そこに生活者としての認知症高齢者がいる。認知症という障害も個性ぐらいにしてとらえて見ればいいのではないかと。

確かに認知症によって生活のしづらさというのはあるんです。物が覚えられないとか忘れてしまうというのは病気による生活のしづらさです。それから、彼が三十六歳だと言い張るのを、私が実際の八十五歳だと言うから、食い違う。周りとずれるわけです。それから記憶の障害もあるから新しいことが理解できないんです。

今はテレビや電話機、そしてトイレなどは、ものすごい速度で新しくなっていて、お年寄りが使えなくなっているんです。テレビなんかスイッチがあって、ボリュームがあって、数字が合わせられれば映ったのがテレビだったんです。それで画面が乱れたら、たたけばよかった。それが今はもうわけがわからなくなっているんですね。だからお年寄りは使えなくなっているんです。携帯なんかは電話機だったら電話だけさせてくれればいいのに、いろんな機能がついていて、切符がとれたり、天気予報がわかったり、ニュースがわかったり。それが使えないというのは非常に無能感があるんです。そんなことも使えないのかということになると、お年寄りはどんどん自信がなくなる。つまりそういう生活のしづらさというものも持っている人たちなんだと見てほしい。

◇自己決定とかかわり

認知症高齢者の生活についてどのように考えるかということですが、つまり百人いれば百通りの生き方があって、その一人一人の生き方にかかわるのが認知症介護なんだということです。そういう中で私が非常に重視したかったのは、いわゆる自己決定ということです。認知症の自己決定はあるのかとよく言われました。それから重度の知的障害、心身障害の人たちに自己決定はあるのか。これはとても重い課題になりました。私自身は、そのことの取り組みをずっと行ってきたわけです。

自己決定については、いろいろな誤解があります。例えば認知症の人や重度の知的障害者は自己決定能力がないと言われたりしました。それから本人が決めることは何でも許されるのかと。本人の決めることはすべて自己決定になるのか。例えば死にたい人は死なせるのか、殺したいから殺す、これが自己決定なのかと。こういう議論が実はまじめにあります。それから驚くことには、ある大学の先生がこんなことを言ってびっくりしたのですが、子どものときから自己決定のトレーニングがされていないという主張がありました。

実は、ニーズというものをどうとらえるかということが問題だったんです。つまり殺したいから殺すのはニーズなのかということです。そのときに、デマンド、ニーズ、それから私たちが持っているプロフェッショナルニード、常識とか社会通念とか道義とかというノーマティブニードとをごちゃごちゃに見ると、本当にクライエントの持つニーズがわからなくなるんです。私たちはデマンドから真のニーズを読み取ります。つまり、殺したいから殺すのではなくて、殺したいほど悔しい思いをして、その背景にあるものは何だろう、本人が本当に求めているものは何かというものを読み取るのが私が知る真のニーズなんです。（図2）

デマンドというのはいわゆる顕在化している意識ですから、サインやシグナル、メッセージなどがあるのですが、その奥にある潜在的、無意識のニーズというのを私たちは重視しなければいけないのです。ですからワーカーは、実はノーマティブニードとかプロフェッショナルニードはとりあえずは考えない。受容と支持は信頼関係を確立するために不可欠という、ここをしっかりやっていくのが私の取り組みでした。

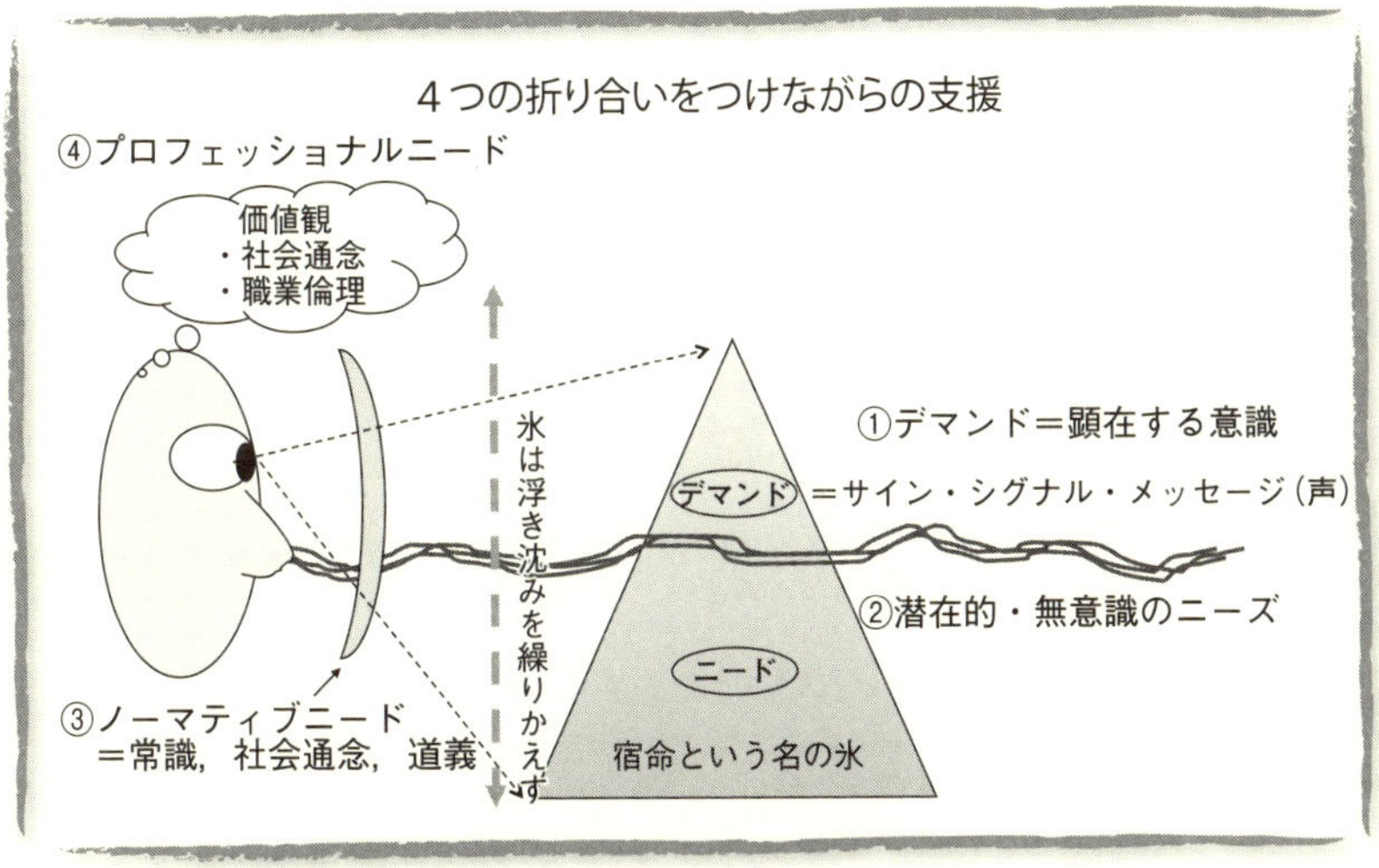

図2　ニーズとデマンド

◇実践的自己決定

自己決定には、権利として保障するという静態的自己決定（静態的権利論）と、かかわりの中で自己決定を行使するという動態的自己決定（力動的関係論）とがあります。これは柏木先生から習いました。それで、そういう実践感覚の中での自己決定とは何かと。私が精神科の病院にいたときに、ある患者さんが仕事に行きたいと言うんです。病院から昼間だけ仕事に行く外勤という仕組みがあったのですが、行きたいならということで一緒に職場を探して、仕事に行くようになりました。

ところが、行くようになって「どう?」と聞いたら「楽しいです」と言うんですけど、そのうちに、楽しいと言っていても一つも楽しそうな顔をしていない。だから、「うそをつけ」と言ったら、「実はそうなんです」と。「全然仕事なんかしたくない」。それじゃあどうし

クライエントの自己決定の特質
「クライエント・ワーカーの能力」と「関係の質」と「かけた時間」の三要素

「かかわり」の基本原則、あるいは援助技術における鍵概念
・自己決定を保障する上でのコミュニケーション
・「言語的表現」と「非言語的表現」の両者にかかわる技術を使った，
クライエントとの知，情，意の３つの面でのコミュニケーション

知・・・主にクライエントとワーカーとの言葉のやりとり
情・・・クライエントのしぐさや表情
意・・・クライエントの内なる意思や一般的に変だと思われるシグナル

自己決定のゆれについても配慮が必要
中心にあるのは自己実現としての自己決定

図３　認知症の人や重度知的障害者の自己決定の保障

て仕事をしたいと言ったのか聞いたら、「看護師に退院させてくれと言ったら働けるようになってからと言われた」と。「家族に退院させてと言ったら、仕事ができるようになったらと言われた」と。「だから働かないと退院できないのかと思った」。「だから仕事をしたいと言ったんだけど、私が本当にしたいのは退院です」ということなんですね。

つまり、こういうことを私たちがきっちり聞き取るということをしないと、本当のニーズというのはわかりません。あらわれているものとか、しぐさとか、知・情・意というものをきっちり読み取って、本人の自己決定というのは保障されていくものだということです。（図３）

◆ 人に対するまなざしとは

人に対するまなざしに重要なのは、第一に人は平等であり、かけがえのない人として存在するということです。これだけ人口がいるのに、二人と

して同じ人はいないわけです。第二に、力のない人などいないということ。認知症の人たちがうちに帰ろうと思って外に出るというのは、自分自身で解決しようと思って出ているんです。それを徘徊だとか何とかと決めつけて問題だとする。自分自身で解決しようとしてやっていることは、とてもすばらしいことだと思いませんか。それを徘徊だといって問題にするほうが、ちょっとおかしいというのが私の主張です。そして第三に、人はだれでも事情があるということ。百人いたら百通りあるように、一人一人みんなそれぞれ生まれたときからの背景があって、そのことをきっちり考慮しないとその人は理解できない。

それで、人と状況の全体性がアセスメントする上ではとても重要だ、まさにこれ自体がアセスメントだと言われますが、表面にとらわれずに、その人の背景をきっちりとらえることがとても重要だということです。ですから、関係力を重視するということです。理解できないのは、「かかわりの時間と傾聴」の不足です。

◇生活スタイルの確保

そこで、安心できる人とか場、雰囲気とは何でしょう、安心できるケアスタッフというのは一体何でしょうということを考えます。

施設の暮らしというのは、とても不思議なんです。決められた時間にいっせいに食事をとる。日本国民は朝ご飯は一緒にと決まったんですかね。よくわからない。そして上《あ》げ膳《ぜん》据《す》え膳《ぜん》。週に何曜日と何曜日というふうに決められた入浴。眠たいのに起こされて、眠たくないのに眠らされて。そして、

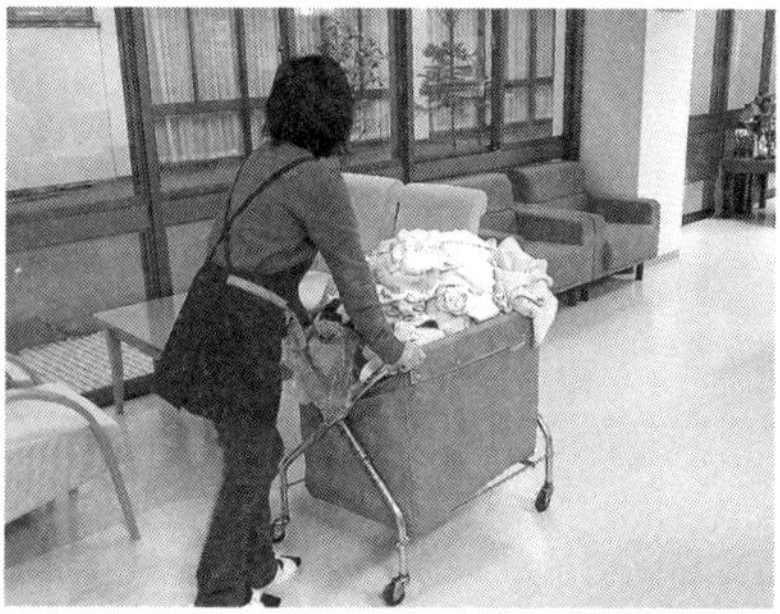

写真1

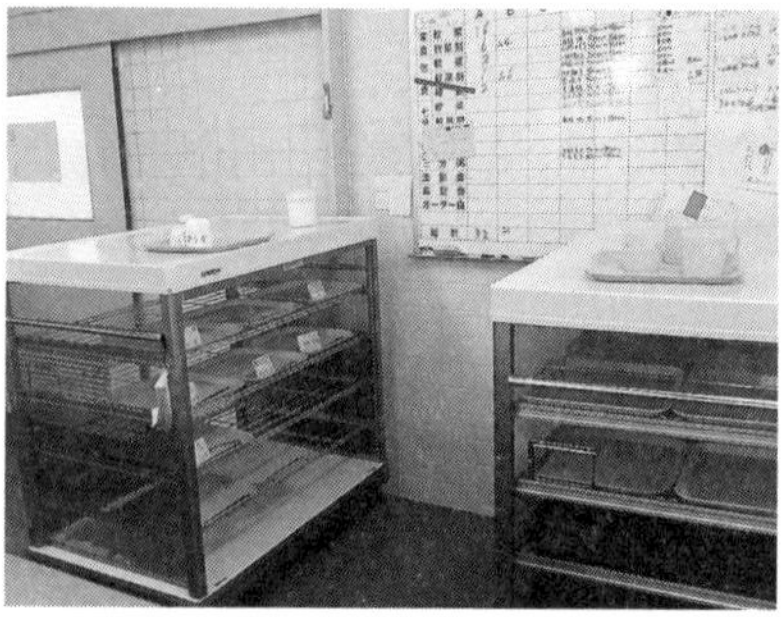

写真2

わけのわからない集団レクリエーション。いっせいに集められて、鈴を持って、それでリハビリだと言っているんです。音楽療法だというけれど、鈴を持ってあんなことをして暮らしている人はだれもいないですよね。

そして、皆さんは週に何回入浴するんですかとスタッフに聞くと、ずぼらなのが何人かいて週二回とか三回と言うんですけれど、ほとんど毎日入浴するんです。自分自身はほとんど毎日入浴しているのに、週二日の入浴を不思議がらないのです。施設というのは不思議なところだなと思います。だから身近な実践というのを振り返るということで、そういうことからどうやって脱却するかです。風呂に入りたくないんです。それなのに集められて、脱がされて、浴室に入って大切なところ洗ってくださいと言われる。何のこっちゃわけがわからないですね、認知症の人も。それで風呂から上がってきたら、着ていた服がなくなっているんです。だから泥棒がいると私に訴えてくるんです。そうなんです、スタッフが脱いだ服を持っていって（写真1）、いっせいに洗うんですもの。それで違う服を着せられるわけでしょ。施設ではそうやっていくわけです。

今の洗濯機を認知症の人が扱えますか。自分のものを自分で洗えないんですよ。不思議なところなんです、施設は。大きな施設の食事をつくっているところで、認知症の人が自分で食べたいものを食べたいときにつくれますか。食事はトレーに載せられて、同じものを持ってこられるわけです（写真2）。不思議な世界ですね。自分が食べた食器を洗うことすらできないんです。

そこで、取り組みとして、特別養護老人ホームでユニットというものに取り組みました。そこでは自分で調味料を持ってきたり、私はケアの現場で畳をものすごく使うんですが、ミカンがいつでも食べられるようにしたり、テレビも見たり、団らんするといった環境や機会を保障しました。すると、いろんなことができたりする。自分の食べるものぐらい、自分の好きなだけ量を盛りたいと思いませんか。仏さんのものを自分で片づけたり、自分で水やりをやったりと、それから食べた食器も洗えるんです。

これまでの施設の中ではこういう世界がつくれなかった。なじんだ自然や地域とか、人との関係とか、家や物や生活スタイルで私らしく生きたいというのは、どうも施設の中ではできない。それじゃあ地域の中で、という取り組みを求めてきました。

認知症の人にとっての地域

地域の力が高齢者を支える

私は地域の力が高齢者を支えるというふうに思っています。例えば継続の重要性や、なじみ、住みなれた空間というものを重視します。そのためにアセスメントとか支援計画というのがあるんですよと。認知症の人たちの理解というのは、つまり地域に出かけながら地域の理解を深めるということなんです。そして、介護予防とかリハビリは生活の中にあるんですよということです。ですから、「できて、やりたくなること」をどう支援していくかということが重要です。それから地域社会に何を期待するかというと、安心して暮らすことができるか、希望が言えるか、知ることができるか、相談できるかということを、いま地域の中に求めているんです。

◇高齢者にとっての深刻なやみ

墓の前で泣いてはいけないのかという話があるんです。つまりお盆なのに墓参りに行こうとしない。それで孫に連れていってくれと言ったら、ばあちゃん、墓に行ったたって何もないよと。千の風に乗って飛んでいるんだから、そんなところに行かんでもええんやと言う。そしたら、やっぱり嘆き悲しむんですよ。宗教というのは何かというと、生とか、つまり自分の命がどういうふうにつながっているかとか、どういうときに私たちは命ということを考えたり、いずれ死ぬということを考えるのかということなんです。

ですから高齢者にとって非常に深刻なのは、今は家の問題と墓の問題です。これは本当に深刻です。だから家があるのにその家や墓はどうするとか、自分ひとりではできない、日常生活さえ手伝いが要るという高齢者に対し、家にいればいいよ、墓参りに行けばいいよと言えるかどうか。だから地域が支える。地域の力が必要になる。

◇地域はどうなっているか

今は限界集落とか限界団地が問題になってきています。高齢化問題というのは、これからは都市部なんです。限界団地というのがあるんです。いわゆるニュータウンで、上の階にお年寄りが住んでいても、それが欠けたようにして何人かしか住んでいなくて、ヘルパーがそこへ上がっていく。昔の建物でエレベーターがないところにヘルパーが訪問するんです。上の階まで歩いて上がるわけですから、お年寄りの前にヘルパーが倒れないかという心配をしなければいけないようになっていくわけです。そういう中で共同体というのは本当にあるのかとか、地域とコミュニティーとは一体何かということになる。

◇暦とともに暮らす高齢者

お年寄りの暮らしを見ると、年寄りというのは暦とともに生きているんです。その日にする行動、料理が決まっているんです。左義長《さぎちょう》（小正月に行なわれる火祭りの行事）、お彼岸、お釈迦《しゃか》さんの日、お盆、秋祭り、……。そして習慣が重要なことなんですね。そしてたけのこの皮をむいたり。それでお祭りの日は、北陸は必ず柿の葉ずしをつくる。その日の料理が決まるんです。だから祭りの日の料理だとか、決まってみんなでつくるわけです。うちわをつくって盆踊りに行ったり、老人会に出たり。差し入れの渋柿を干し柿にしたり。それから「ほんおうこさん（報恩講）」といって、北陸は真宗王国なものですから、宗教的な行事をとても重要視したりと、いろいろすることが決まっているんです。

そういうときに身の回りとか生活のこと、病気のこと、やりたいこと、心配なこと、いつでもだれかが手伝ってくれるというような地域づくりをどうするか。そこでは安心が得られる、継続した生活が得られる、生きがいがわかる、望みがかなえられる。そういうことをするためには、地域の個々人のお年寄りの生活支援計画というものをちゃんと考えましょうということです。

生活支援としてのソーシャルワーク

それでは事例から考えましょう。Mさん（九十歳）は石川県で生まれて、尋常小学校卒業後、京都の機械の会社に奉公に行きました。郷里に帰って結婚し、三人の子どもをもうけました。専業主婦のかたわら、畑仕事、編み物、撚糸《ねんし》工場の仕事をしました。八十六歳のときにだんなさんが亡くなって、その後ひとり暮らしでした。悪徳商法にひっかかったり、ひとり暮らしでだまされることが多くて、いろんなものを契約させられてしまうんです。しだいに週二日のデイサービスでも不足になって、身の回りのこともできなくなり、火の始末もできなくなりました。何度も嫁ぎ先の娘を同じ訴えで振り回しました。お金があればあるだけ使ってしまう。汚れ物を押し入れの中にしまい込む。それで八十七歳のときにグループホームに入ることになりました。Mさんのこのときの介護度は1でした。

Mさんはグループホームでは畑仕事をするんです。一緒にサキ（ソラマメ）をつくりました。タマネギをつるしたり、料理したり、散歩したりするんです。花の世話をしたり、梅干しをつくったり、カモリ（カモウリ＝冬瓜《とうがん》）の調理。布団干しをしたり、洗濯物をしたり、お参りの案内とか、編み物をしたりします。それからしょっちゅう買い物に行ったりしますから、その店の店員さんとなじみになります。店員さんは、認知症があるグループホームの人たちを知っていきます。ですからうまく対応してくれます。小学校の生徒が歌のプレゼントをしてくれたり、保育所でだんごづくりをしたり、地域の子どもと話をしたり、触れ合いがあります。

警察にも利用者と一緒に行ってかかわっていきます。警察官に利用者を会わせないから警察官がなかなか認知症の方を理解できないんです。利用者が物をとられたから警察に行くと言ったら、みんなとめてしまいますから。そうではなくて、一緒に行けば警察官はかかわることができるから、理解が進んでいきます。また、町内の奉仕作業として清掃したり、プランターに花を植えたりします。また、健脚体操とかグラウンドゴルフも行います。グループホームに来てからのMさんの介護度は2です。

グループホームの隣の若夫婦のうちの庭が草ぼうぼうなので、見かねてグループホームの人が草むしりに行ってあげたりします。畑をするときに指図をしたり、初詣《はつもうで》に行ったりします。いろいろなことをしているんです。そうなると、以前はいろいろとけんかしていた家族が来るようになりました。毎週一回、家に泊まりに行く。いつもけんかしていた娘さんは、おだやかな表情をして一緒にかかわれるようになったんです。

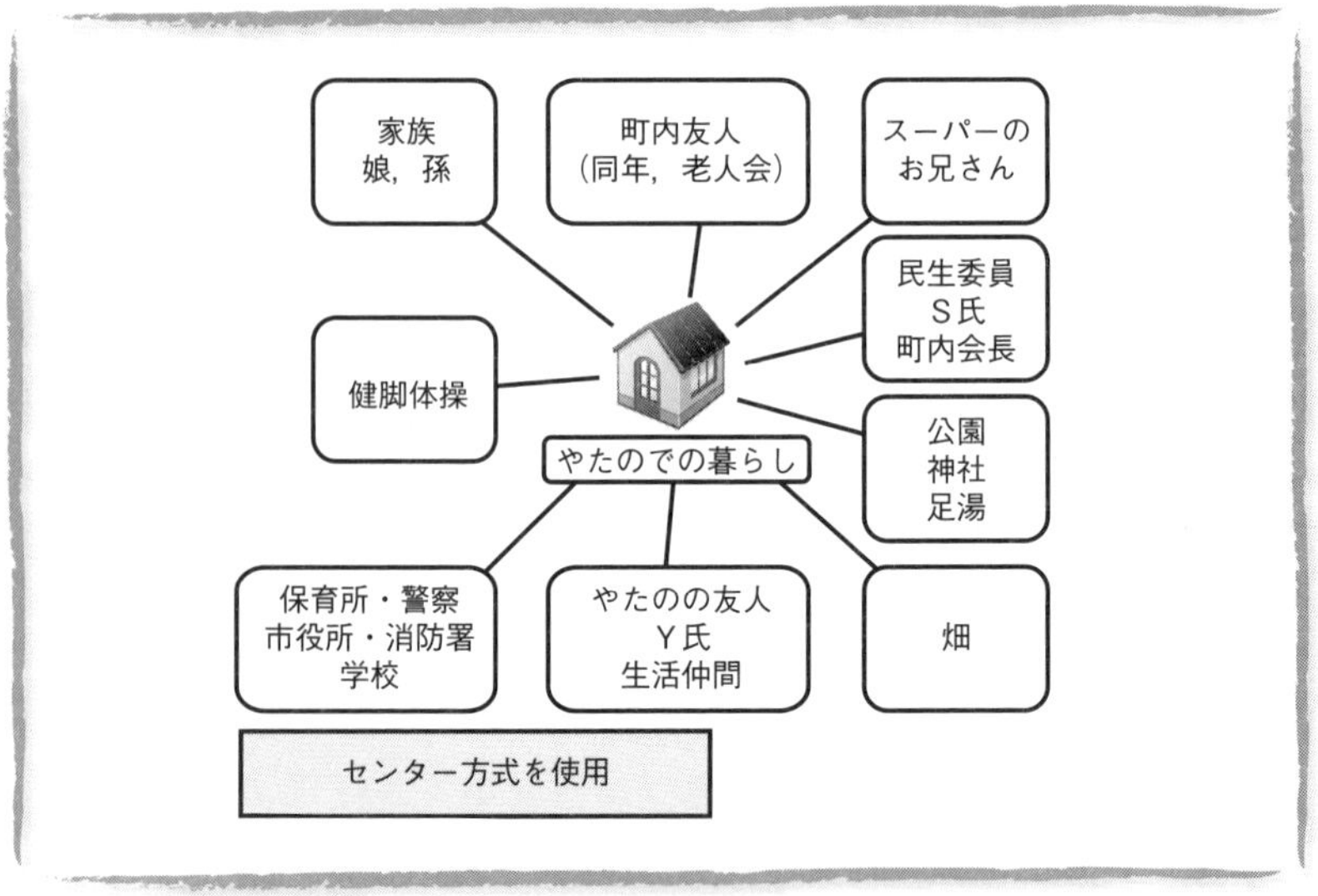

図４　Mさんの支援マップシート

◇家族や地域との関係力の復活

何を言おうとしているかというと、Mさんの支援計画はみんな問題に関心がいくんです。家族のトラブルとか、お金の管理とか、地域の反応とか、食事とか、洗濯物のしまい込みとか、火の始末とか、悪徳商法にひっかかるなどですね。ところが生活支援をすると、畑の仕事、健脚体操、役割、友人との会話、料理、町内の行事への参加、週一回の帰宅、市役所等への配り物、散歩の同伴、暦による催し物への参加が関心の対象となります。図４のような支援マップをつくります。つまり生活支援によって課題解決を図るのです。

ですから、グループホームの利用によって家族との距離を確保してあげるというのは、家族や地域との関係力の復活なんです。暦によって食事づくりや行事をするというのは、ＡＤＬ（Activities of Daily Living：日常生活動作）の向上になります。かかわりによって権利擁護し、散歩の支援によってＡＤＬの向上を図り、買い物の支援によって本人による金銭管理を可能にし、地域との交流によって認知症の理解を深めてもらえます。つまりリハビリや介護予防は生活の中にあるのです。問題ばかり言っていると一つも解決しないのです。

◇「〇〇したい」の実現を

大事なのは「〇〇したい」をどのように実現するかということなんです。

そういうときに私たちはソーシャルワークの技術を使います。本来のケアマネジメントの過程は図5のようになります。私たちは介護認定を行っていますが、施設は介護度が軽くなるほど減収になるという逆インセンティブが働くという問題があります。しかし、かかわり始めたときからずっと真ん中に、出会いから自己実現まで自己決定があります。アセスメントをずっとしています。そして潤滑油のように「かかわり」というのがあるのですが、「傾聴と受容」と私は言っています。時間軸でいろいろとするのですけれど、行ったり来たり、早かったり遅かったりということが起きますが、いわゆる援助過程というものをどのようにつくるか、図にあるようなことを確立していきたいということです。

ですから、生活支援計画というのはライフスタイルの保持と保障ですし、役割や生きがい、情報提供、自己決定、地域資源の活用、利用者や家族の参加を伴います。つまり、張りつけ型のケアプランからもう転換しましょう、目指すのは自己実現なんですよということを言いたいのです。

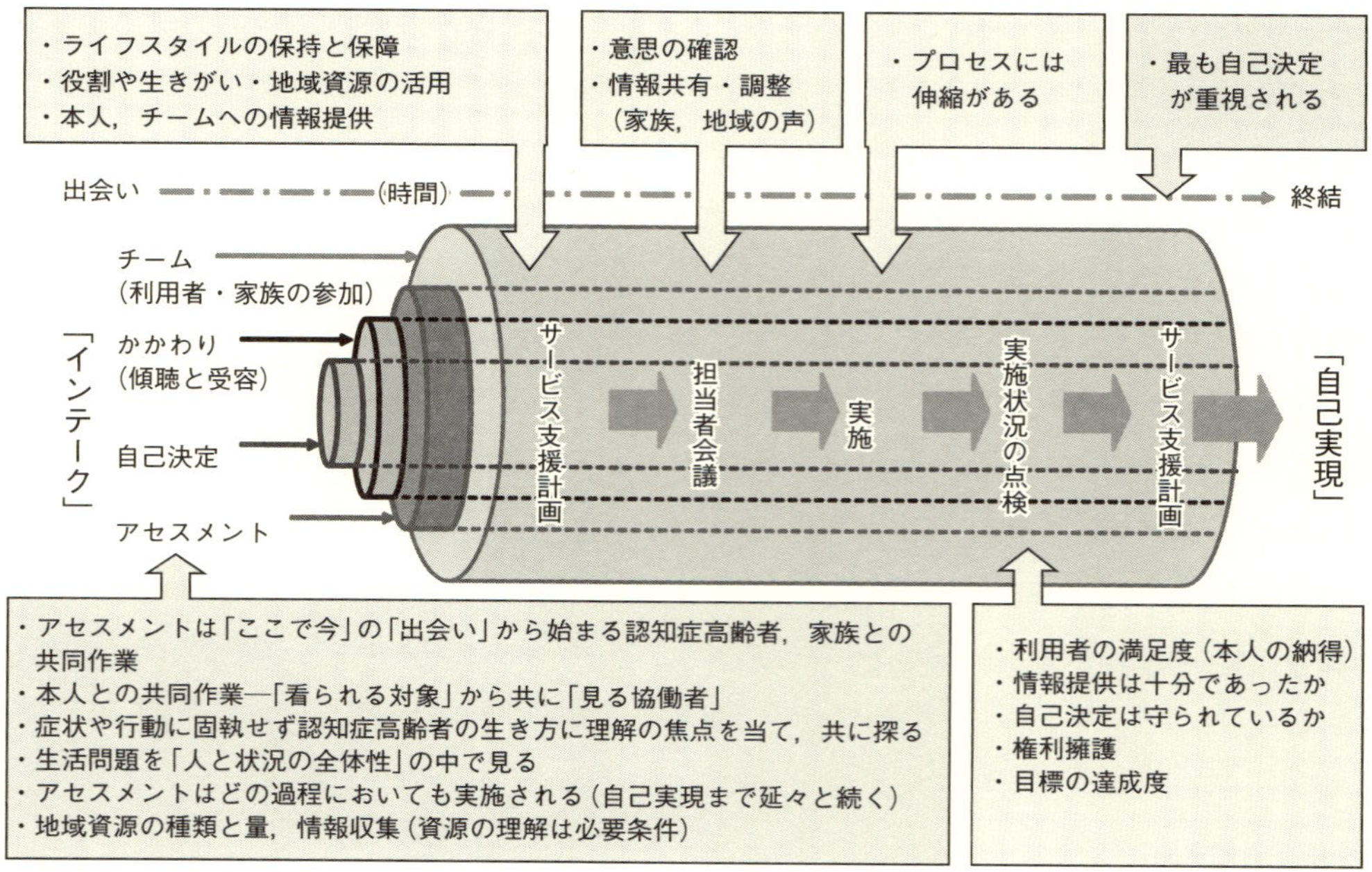
・ライフスタイルの保持と保障
・役割や生きがい・地域資源の活用
・本人，チームへの情報提供
・意思の確認
・情報共有・調整
（家族，地域の声）
・プロセスには伸縮がある
・最も自己決定が重視される
出会い
（時間）
終結
チーム
（利用者・家族の参加）
かかわり
（傾聴と受容）
自己決定
アセスメント
「インテーク」
サービス支援計画
担当者会議
実施
実施状況の点検
サービス支援計画
「自己実現」
・アセスメントは「ここで今」の「出会い」から始まる認知症高齢者，家族との共同作業
・本人との共同作業―「看られる対象」から共に「見る協働者」
・症状や行動に固執せず認知症高齢者の生き方に理解の焦点を当て，共に探る
・生活問題を「人と状況の全体性」の中で見る
・アセスメントはどの過程においても実施される（自己実現まで延々と続く）
・地域資源の種類と量，情報収集（資源の理解は必要条件）
・利用者の満足度（本人の納得）
・情報提供は十分であったか
・自己決定は守られているか
・権利擁護
・目標の達成度

図5　本来のケアマネジメントの過程

サービス事業者が目指しているもの

1. 一人ひとりに向き合い、気持ちに寄り添う
2. 本人が気持ちに折り合いをつけていく支援
3. 一日の生活がスムーズに流れる支援
4. 家族や地域社会とのつながりを断ち切らない支援
5. 自分の家や地域社会から切り離されない支援
6. 生きる力（人としての誇りや意欲）を奪わない支援
7. なじみの関係を築いていく支援
8. 家族や地域社会との関係を調整する支援

（小規模多機能型居宅介護開設の手引きより）

私たち（支援者）がついています
一人で悩まないで相談すること

図６　サービス事業者が目指しているもの

介護支援計画に加えて、生活支援計画、二十四時間をどうするかを重要視します。つまり支援計画二階建て構想です。家族の力（パートナー）・地域の力（素人）・小規模施設の力（専門職）・本人の力（当事者）の関係力を使ってやりましょうということなんです。

◇新たな支援システムの構築——ライフサポートワーク

「ライフサポートワーク」というのは、新しい言葉として出てきました。全国介護保険担当課長会議でも認められた言葉で、行政用語として出てきています。二十四時間の個別的な地域生活を支援するためには、状態や状況の変化に柔軟かつ即対応することが支援・ケアプランのポイントになります。そのために、これまでのケアマネジメントと混同しないように、小規模多機能型居宅介護のケアマネジメントを「ライフサポートワーク」

と表現することにしよう、となったものです。

リハビリは生活支援の中にある、つまり不足の補充からニーズ対応へというのは、「○○したい」の実現ということです。だからキュア（cure）は確かに必要です。これがなくなることはないけど、もっと大きいのは保護としてのケア（care）。さらに大きいのは生活支援としてのかかわりですよと言いたいのです。ですからそこには自己実現としての共生があります。つまり一緒に暮らす社会なんだということです。ですから、このかかわりを包括的にきちっとできるようにするということ、人々の意識や意欲の根底にある価値観に触れるのが、私たちと利用者との関係です。対象化するよりも相互主体的（共に暮らす人）にかかわることに、最も専門性が要求されるということです。サービス事業者が目指しているものは図6のとおりです。

◇ワーカーの生活支援の目指すところ

私たちが目指すのはニーズ対応型です。それが変幻自在な支援なんです。これを決めっきりにしてしまうと、硬直してしまいます。地域の力を使いながら、「まちづくり」として、人々の紐帯《ちゅうたい》を支援し、それぞれの人が相談機能をきっちり持つということが重要です。そうして、家族の自己実現への支援をします。

ソーシャルワークに求められるもの

コミュニティーワークを考える

これからの認知症ケアをどうするか。認知症の人同士が支え合うような関係づくりとか、就労支援をしてもいい。認知症の人は結構働けるんです。これから若年性認知症対策というのが大きな問題として起きてきます。コミュニティーワークのあり方を、皆さん自身がどのように考えるか、大型施設のコミュニティーワークというのは何かということも考えてほしいと思います。新しいケアサービス体系をどうやって構築するかということです。

私がやっている福祉工場の隣に「やたの工房」という小規模作業所のようなものをつくりました。ここでは精神障害の方が作業をしているのですけれど、その横でタオルたたみを認知症の人が来てしているんです。働いているのだから一枚一円が支払われています。認知症の人だって働けるし、お金をもらえるということです。

◇ソーシャルワーカーに望むもの

ワーカーに望むのは実践力とか、かかわり（傾聴と受容）とか、問題の本質をどうとらえるか。それからいろいろ提言してほしいということです。新たなサービスのあり方とは何か、新たな実践の方向性をぜひ示してほしい。それはやはり脱施設化というものだろうと思います。それから管理中心の

利用者本位のケア

1．その人らしいあり方
2．その人の安心・快
3．暮らしのなかでの心身の力の発揮
4．その人にとっての安全・健やかさ
5．なじみの暮らしの継続　(環境・関係・生活)

100人いれば100通りの生き方がある

図7　利用者本位のケア

施設運営から脱皮しましょうということ。集団処遇や施設内生活とはどういうことだろうと疑問を持ってください。脱施設化とは生活支援スタイルの保障、つまりどうやって個別化をするかです。そのためには、図7にまとめたような利用者本位のケアが重要です。

◇チームの中のソーシャルワーカー

クライエントが抱えている問題の解決は、それぞれ専門家の力や資源を利用することによって可能となります。つまりワーカーにはチームの概念が要りますよということです。チームの中には当事者や家族が入ることが重要です。医療批判だけをするのではなくして、「医療の持つ問題もあるけれど、そこに私たちの福祉の視点があるといろいろとうまくいきますよ」ということを本当は言いたいのです。ですから、ソーシャルワークは「地域福祉の視点で」ということで、地域を巻き込んだり、住みなれた地域でなじみの人間関係を継続しながら、あとは「ノーマライゼーションの考え」です。生活支援としてのかかわりというのは、患者さんや障害者をごく当たり前の人として見るということです。一人前の人として、能力ある人としてつきあう、当たり前のつきあいをすることが重要です。権利としての生活を保障し、当たり前の生活を可能にしていく支援をします。ごく当たり前の生活とは「その人なりの」「その人らしい」という意味で、それが、ノーマライゼーションの考え方だということです。

施設ケアと地域生活支援の統合

コミュニティーの問題を考えるときに、日本のコミュニティーの中に紐帯の緩み、紐帯の崩壊、そういう部分が確かにあると思います。その中でコミュニティー自体が本当に存在するのかどうかということを常々考えています。隣の人が亡くなっていてもなかなか発見されないとか、何週間もたって白骨化して発見されることは、実はコミュニティーにおける人と人との紐帯が崩壊しているというふうにとらえています。

これを取り戻すにはどうしたらいいかということを実はいつも考えているのです。介護のいろいろなサービス機関があるわけですが、そういうところが地域の紐帯を取り戻す拠点になりうるかどうかを考えるわけです。そのときに、ただ単にサービスを提供するだけの機関ではなくて、「まちづくり」としてサービス機関がどう存在しうるかを考えます。これができると地域の紐帯が取り戻せるのではないかと思っているのです。

三大介護から脱却して、世話機能から生活支援へ、ライフスタイルの継続、施設の地域化へということが重要です。これは柏木先生がおっしゃるところの「バック・トゥ・ザ・コミュニティー」です。つまり、施設は障害者や高齢者を隔離するという収容ではなくて、施設自身が地域の中におりていくことが必要なんだと。だから地域を使う生活支援の確立というものを施設自身がしないといけない。施設に入ったって、これまで行っていた床屋に行くとか、買い物に行くとか、そういうことだと思うのです。それを可能にするには施設が小規模化しないと無理でしょう。それから多機能化すること。これも柏木先生から習ったのですが、トポス（ギリシャ語の「場所」）や縁側に象徴される「場づくり」というつくり方なんです。

人と人とをつなぐとか、人と場をつなぐとか、そういうトポスの考え方なんですが、サービス機関が場づくりになりうるでしょう。地域における環境づくりとか、つなぐという機能が果たせるだろうと思うんです。そのときには、ただ単にサービス機関がサービス機関の機能だけを果たすのではなくして、ある意味では多機能化する。つまり高齢者も子どもも障害者も地域の人も、みんなが集まれるような場づくりというものを目指さなければいけないのです。

一緒に暮らす基盤をどのようにつくるかと。そこには生活支援の視点、つまり、「○○したい」という生きる上での尊厳と自己実現の重視があります。だから地域資源を活用して、人、物、お金、時間というものの情報をいかに集めてやるかということが、重要になってくるのではないかということです。（図8）

私は特養を小規模化して地域に出すという取り組みをしています。従来型の四人部屋を崩して一人

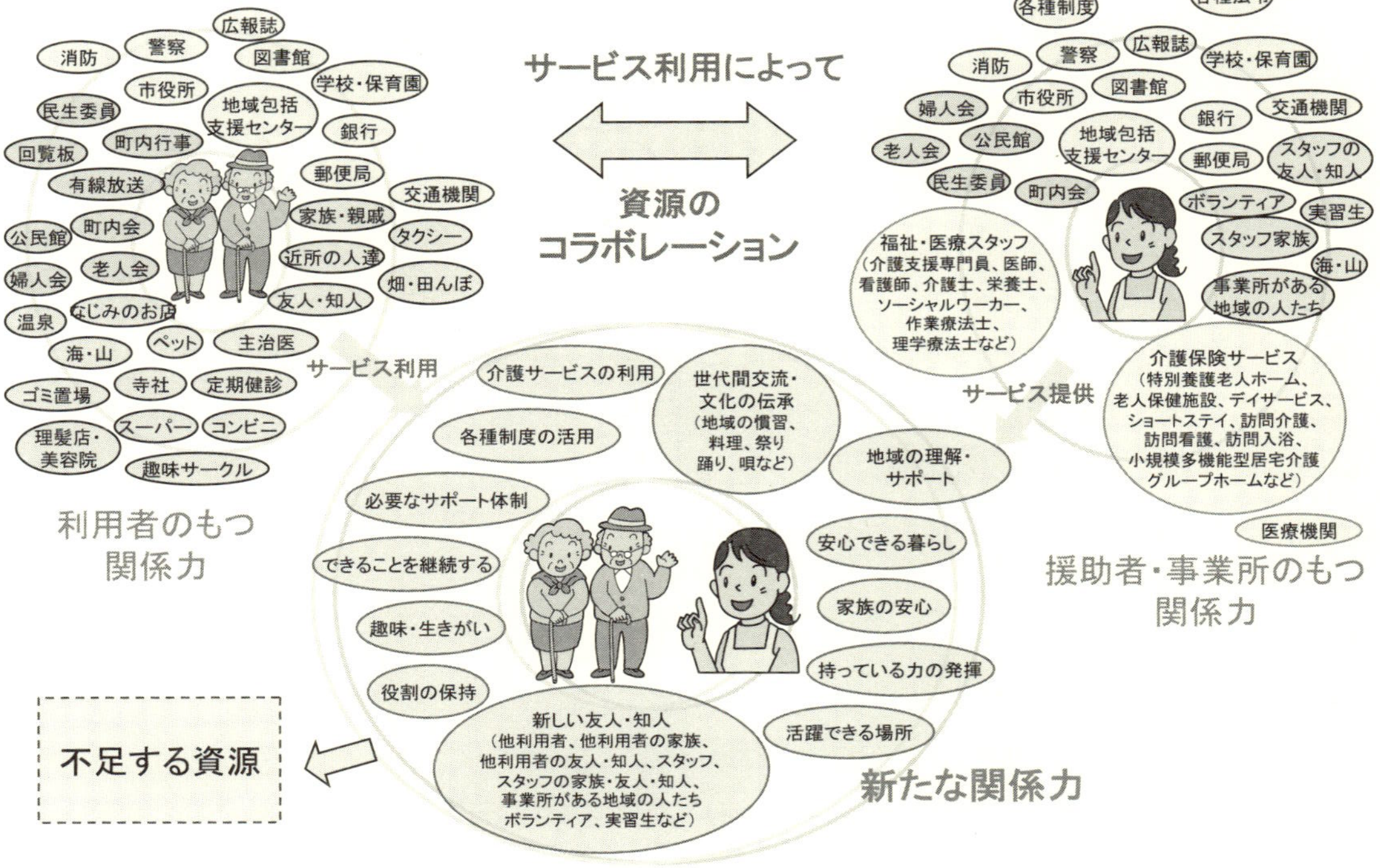

図８　資源のコラボレーション図

部屋にして、それも人里離れたというか、わりと山手のほうに出来た従来型の特養を、町の中に十五床ずつ切り出して二カ所の地域密着型特養をつくった。それも八人と七人のグループのユニットにして、その隣に学童保育を一緒にやるという取り組みをしたんですね。そうするといろいろな人の出入りがどんどん起きてきます。ただ単に利用者だけがそこで過ごすとか、子どもだけが来るというのではなくて、子どもと高齢者とか、子どもと地域の人とか、高齢者と地域の人とか、いろいろな関係づくりがどんどん進んでいきます。そういうところで一つのコミュニティーが形成されていくという、そういう取り組みを実践的にやっています。

こういうことは、実は全国的に見ると、介護施設の中では、新しい取り組みとしてどんどん行われています。「三百六十五日、二十四時間、どういうことがあっても私たちとの関係が切れずにずっと継続していますよ」という中に紐帯の回復があります。これができれば、隣の人が亡くなっても気づかないとか、そういうことがない社会ができるのではないか。こういうことは都市部でも十分可能な取り組みなんです。それをどんどんやることによって、関係力を活かした実践が可能になっていくと思います。

認知症の人たちはいろいろな可能性を秘めているし、私たちとのかかわりでは、ごくごく当たり前に普通に暮らせる人たちなんです。認知症の人たちがいろいろと示す行動には全部意味があって、理由がある。それは本人たちが生きる力としてあるわけですから、むしろそういうことをどんどん支援していくのです。ただ単に医学モデルで薬を飲めば治るとか、これをすれば回復するとかということだけではない。もちろんＡＤＬの向上というところでは介護支援計画は必要な部分もありますが、やはり私たちが生活支援としての見方と、介護支援とをどう融合させるか、どうやって折り合いをつけていくかという実践のあり方が、いま問われているのではないかと思います。

（二〇〇九年十一月二十八日、聖学院大学4号館教室）

精神科医療におけるチームワーク

―チームワークの土台を支えるもの―

平山　正実

はじめに

日本の精神医療政策の問題

まず、日本の精神医療の歴史について少しお話ししたいと思います。

私が大学を出た一九六五年（昭和四十年）は、ちょうど大学紛争が激しかったころです。このころ精神医療を告発する動きが始まりました。一九六九年金沢で開催された日本精神神経学会のとき、精神病は〝実体〟のない病なのだから、精神病院は解体せよという、精神病や精神病院解体論が反精神医学運動という名のもとに幅をきかせていました。私はそういう中で精神科医として出発しました。

当時、確かに精神医療は多くの問題をかかえていました。私自身がアルバイトで精神病院に勤めていたとき、閉鎖病棟にいる患者のカルテを見ますと、私の生まれる前から入院している患者がたくさんいました。部屋の中を背中を丸めて無表情で徘徊《はいかい》する、その姿が今でも鮮明に思い出されます。また、病気がよくなって、やっと退院することになったときに、その人が以前住んでいた部屋は、兄弟やそのお嫁さんや子どもたちに占領されていて、帰ろうとしても居場所がないというケースが数多くありました。これを私たちは社会的入院と名づけました。罪を犯した人が施設から出るには刑期があるしかし精神を病んだ人は刑期がない無期懲役囚ではないか、つまり、一生精神病院にいなければならない人も少なくないということが言われていたのです。しかし、現代もこうした傾向はあまり改革されていません。（図1参照）

私は、このような事態を招いた日本の精神医療政策は誤っていたと思います。先進国の英国では、すでにイングランド王エドワード一世（一二三九―一三〇七）が、貴族は精神障がいに陥った人の財産を親代わりになって保護すべしとして、それを制度化しました。このような考え方の背後には、パレンス・パトリエ parens patriae（father of his country）――精神を病んだ人を国が面倒をみるという国親の思想――がこのころすでに根づいていたためだと考えられます。ところが日本の場合、明治時代になって、やっと精神医療を担うリーダーが欧米諸国からその知識や技術を導入しはじめました。当時の東京帝国大学の精神科教授であった呉《くれ》秀三（一八六五―一九三二）は、精神障がい者が私宅監置（自宅の一室や物置小屋などのいわゆる座敷牢に閉じ込めておくこと）を含めて、悲惨な状況に置かれていることを「精神病者私宅監置の実況及び其統計的観察」（一九一八）という論文に発表（呉秀三・樫田五郎『精神病者私宅監置ノ實況及ビ其統計的観察』創造出版、二〇〇〇年、精神医学古典叢書）。患者を人道的に待遇することを主張し、当時の立法と医療行政を批判しました。わが国十何万の精神病者は、この病を受けたるの不幸のほかに、この国に生きたるの不幸を重ぬるものというべ

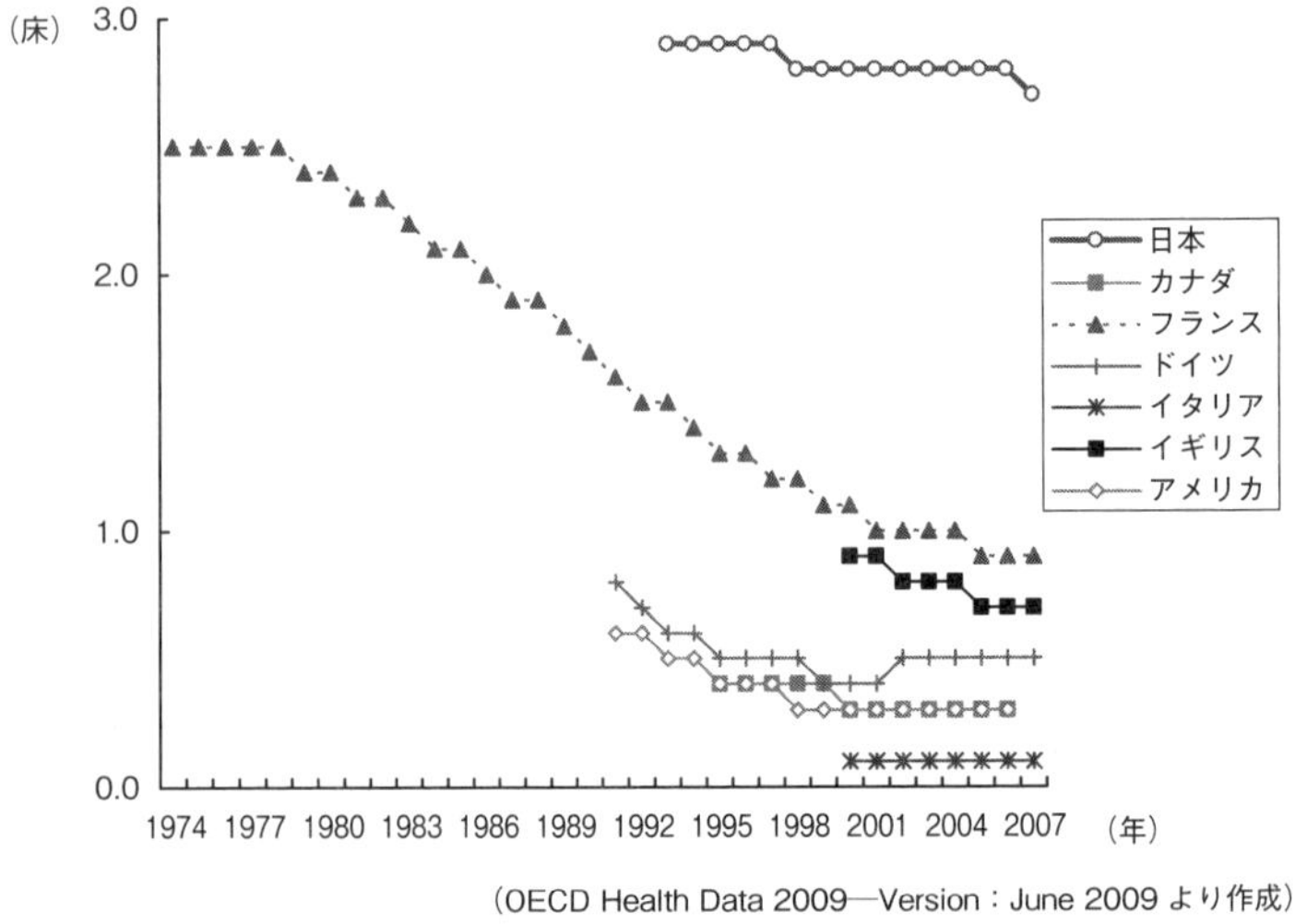

図1　1,000対精神病床数の国際比較

出典：前田由美子「医療関連データの国際比較―「OECD Health Data 2009」より―」、『日医総研リサーチエッセイ No.55』、2009、p.15、図 2.3.5
〈http://www.jmari.med.or.jp/research/dl.php?no=422〉(2010/07/23)

し、というその報告書の言葉は、有名です。そして呉秀三らが、何回も貴族院議員に対して、精神医療というのは公的に援助しなければいけないという提言をしたにもかかわらず、その時の政府は、それを全部民間病院に丸投げしてしまいました。民間病院は、私立ですから収益をあげなければ病院をやっていけない。また病院経営者の遺産相続の問題もある。そのために、患者を固定資産化してしまい、長い間病院に閉鎖してしまったという流れができました。現在でもずっとその影響が残っているのです。

欧米では精神病によく効く向精神薬が出現するようになってから、精神医療政策を変え、地域で患者が生活できるようにしました。州立病院や公的病院の代わりに、地域の精神保健センターなどを中心にして小回りのきく精神医療施設をつくってきました。ところが日本は私立病院が多かったため、残念ながら欧米のような地域精神医療改革ができなかった。そういうところに大きな問題があったわけです。

いまお話ししたことをデータで示してみます。この図1は人口千人に対する精神病床数の国際比較です。この図で日本を見ますと、ベッド数は世界各国のように減っていません。平均在院日数などでも日本は三〇七・四日（厚生労働省「平成21年医療施設（動態）調査・病院報告の概況」）で、いまだに病院入院中心であることがわかります。日本で、欧米諸国のように地域中心の精神医療が行われているとは思えません。

このような事情を踏まえて、本日の主題である「チームで支える精神医療」はどのようにあるべきかということをいろいろと考えていきたいと思います。

地域医療を考える

欧米では、精神医療についてもさまざまな支援がチームで支えられ立体的に行われています。それに対して、これまでの日本の精神医療はチームや地域によって支えられるものがほとんどなくて、患者は病院の中に閉じ込められてきました。そういうところにいろいろ問題があったのです。本来、精神障がい者の社会回復に際して求められるものは、心身症状が寛解（一時的あるいは継続的に軽減、

a) 医療支援
①向精神薬の投与などによる薬物療法
②カウンセリング（精神療法）
③デイケア
④心理教育
b) 再発防止――a)，c)～i) の支援を含む
c) 緊急支援――救急搬送体制（受入先病院とのネットワーク）
d) 住宅支援――グループホーム，ショートステイなど
e) 経済支援 ┐
f) 日常生活支援 ├ 訪問看護
g) 家族支援 ┘
h) 就労支援（作業所，企業就職）
i) 生きがい支援

表１　自立を目指したさまざまな支援

あるいは、ほぼ消失した状態）していること、就労ができること、自立した社会的家族的生活ができること、他者と円滑な人間関係を結べること、良質なQOL（Quality of Life クオリティ・オブ・ライフ）が維持できること、主観的なウェルビーイング（Well-being 安寧感）が持てることなどです。ところが入院していると、そのような人間としての生きがいが全部なくなってしまうわけです。もちろん、病院がまったく必要ないということではありません。あとでお話ししますが、他害（他者を傷つける）傾向があったり、幻覚妄想がひどかったり、患者本人が一時病院で休養したいといった場合や、自殺の危険がある場合など、一時的に施設に入れたほうがよい場合があります。けれども、大部分の患者は、専門的な精神医療チームや、周囲の理解や助けさえあれば地域で生活ができるのです。こ

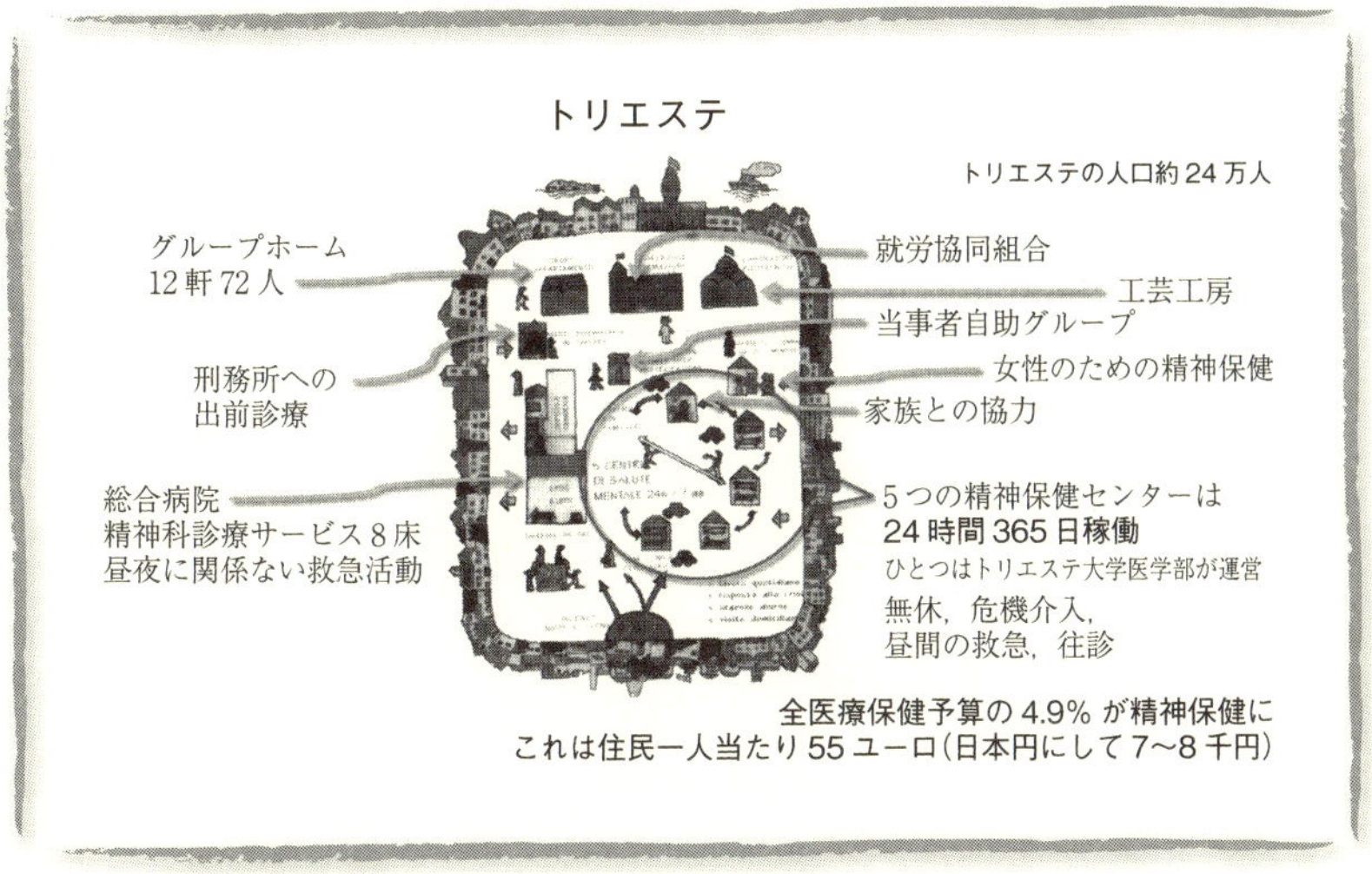

図２　トリエステの地域精神医療サービス
出典：大熊一夫『精神病院を捨てたイタリア 捨てない日本』岩波書店、2009、p.115

こで精神医療チームができる自立を目指したさまざまな支援について記しておきます（表1参照）。

トリエステ

現代における地域精神医療ということを考える場合に、イタリアのトリエステというところが新しい取り組みをやっているので紹介します。

元朝日新聞記者の大熊一夫さんというジャーナリストが『精神病院を捨てたイタリア 捨てない日本』（岩波書店、二〇〇九）という本を最近出版し、トリエステの地域精神医療について報告しています。大熊さんは、かつてアルコール依存症の患者になりすまして入院し、ルポを書いた人です（『ルポ・精神病棟』朝日新聞社、一九七三、『新　ルポ・精神病棟』同、一九八五）。この本が書かれた当時——

ローマE地区（人口約53万人）

◇精神保健センター8か所、年間利用者7260人
◇総合病院精神科2か所、30床
◇デイセンター6か所、年間利用者516人
◇24時間ケアの治療リハビリ住居（治療共同体）6棟、81人
◇12時間ケアのリハビリ住居6棟、56人
◇個人住居へのケア援助利用者43人
◇若者専門外来利用者308人
（若者専門治療的デイセンター、保護住居、グループホーム各1か所）
◇カーザ・ディ・クーラ（私立精神病院）4か所への入院者276人

【充実したスタッフ数】
精神科医86／臨床心理士49／ソーシャルワーカー29／看護師156／教育士5／精神科リハビリ療法士2／事務12／栄養士1／無資格職員21
（総合病院精神科担当職員も含む）

表2　ローマE地区の精神保健サービス（2008年12月現在）
出典：大熊一夫『精神病院を捨てたイタリア　捨てない日本』岩波書店、2009、p.159より

一九八四年（昭和五十九年）――精神病院の中で入院患者が看護職員に暴行を受けて死亡するというセンセーショナルな事件が発生しました。そのために彼の書いたルポは反響を呼びました。日本の精神医療体制にかかわるさまざまな問題点が内外の注目を集めることとなったのです。

さて、トリエステの地域精神医療サービスは図2のようになっています。トリエステというのは人口が二四万の都市です。グループホームが一二軒（定員七二名）。それから総合病院があります。そこには精神科の診療サービス病床が八床あって、そこで救急精神科医療をやっています。自傷他害的行為に及ぶ可能性がある、強い妄想幻聴がある、衝動性が亢進している、といった急性期の患者の場合はこういう施設が必要です。また、十九世紀末からあったトリエステ県の県立精神病院は解体され、五つの精神

保健センターができました。このセンターは、二四時間、三六五日稼動して、危機介入活動や昼間の救急や往診などを担当します。また、就労支援、家族との協力などの拠点となっています。このセンターはトリエステ二四万人の人口に対して合計五〇床ぐらいの精神病床を持っています。

以前にはトリエステにおいて、精神科病床が何床あったかといいますと、一二〇〇床あったそうです。それが精神病に効力のある薬が出てきたので、人手と時間を十分にかけるチームによる精神医療を実施することにより、現在では約五〇床に減らすことができたということです。精神病院に収容するのではなく、その地域の中で患者を十分ケアすることができるようになったのです。

ローマE地区

また、首都ローマ市は、五つに区分けされ、それぞれに地域精神保健サービス網が築かれています。表2はそのうちの一つローマE地区の精神医療サービスについてまとめたものです。二四時間精神科ケア体制がきちんと整っているというのが私は非常にうらやましい。日本の場合は、緊急の場合きちんと向き合ってくれる人や施設がまだまだ少ない。

イタリアの精神保健センターは公的な資産で運営されています。総合病院などは大学病院の附属になっていて、大学が運営しています。

ベーテル

ドイツのビーレフェルトの郊外のベーテルというところも精神医療施設として有名です。ベーテルは、最初、てんかん患者のための作業所や収容施設から始まって、現在は、東京ドームの約七五倍という膨大な敷地に、教会、図書館、保育所、病院、作業所などができています。地域全体が福祉の町になっています。創立者はフリードリヒ・フォン・ボーデルシュヴィングという牧師さんです。この方は一時、地域の政治や行政にも関心を持っておられました。彼が福祉分野に深い関心を向けるようになったきっかけは、当時流行したジフテリアによって一度に四人の子どもを亡くしたという非常に悲劇的な経験がもとになったそうです（「わが亡き4人の子の生と死」フリッツ・フォン・ボーデルシュヴィング『父ボーデルシュヴィングの生涯』暁書房、一九八七）。その後、彼は自分は障がい者のために献身しようと決意するに至りました。創立は明治の初めころですが、現在でも大きな働きをしています。私も今から十数年前ベーテルを訪問しましたが、規模、システム、人材面で、学ぶところが多く感銘した記憶があります。

ベーテルの歴史の中で、私が最も感動したのは、そこで働く職員の精神障がい者に仕えるというスピリットというか使命感です。第二次世界大戦のときのことですが、ナチスが精神障がい者は戦争に役立たないし、彼らは、優生学上抹殺しなければならないとして、ガス室に送って殺そうとベーテルに来たときのことです。職員たちは入口の門のところに立って、まず自分たちを毒殺してくれと言って彼らをガードした。さすがのナチス親衛隊もその勇気ある行動にたちうちできず、しっぽを巻いて逃げていった。このエピソードは現在も語り継がれています（橋本孝『福祉の町　ベーテル――ヒトラーから障害者を守った牧師父子の物語』五月書房、二〇〇六参照）。

クリニックの活動

自殺未遂者へのチームケアの例

ここで本題の「精神科医療におけるチームワーク」について考えるにあたって、私がかかわっている「北千住旭クリニック」の取り組みを少し紹介したいと思います。

はじめに自殺未遂者の事例を取り上げるのは、このような危機的ケースこそチームで支える必要があると強く思っているからです。

◇Aさんの例

一人暮らしの女性患者のAさんは、統合失調症ですが、自殺を図ったことがあります。定期的にクリニックを受診できず、服薬や生活管理ができないため、クリニックに勧める精神保健福祉士や保健師が、家でひとり閉じこもっている彼女を外に連れ出し、人と接する訓練や生活指導や服薬指導をしています。このように地域のクリニックが病院の外で自殺未遂者の生活の支援に当たることは、新しい取り組みと言えるでしょう。クリニックの精神科医、精神保健福祉士、保健師、それに臨床心理士が四者でチームを組んでケアに当たっています。

私は十年近く前、自殺を図ったことのある自分の患者が、再び自殺を図って亡くなるという経験をしました。診察に追われ、薬だけ出して安心し、患者の悩みを十分に聞けなかったことを悔やみました。そこでこのようなコ・メディカルスタッフ（医師以外の医療従事者）と連携して治療に当たる手厚い体制をとり始めました。たとえ薬をきちんと飲んでいても、人間関係、家族や社会との関係がうまくいかないと、また自殺を図ってしまうことがわかったからです。このようなチーム医療を行うことが、どうしても自殺防止のためには必要なのです。つまり、家族だけでなく、第三者の目を入れ、しかも全人的に一人の患者をケアすることが、その命を守るために必要なのです。

◇Bさんの例

うつ病の治療を受けている二十代の女性のBさんの場合は、会社でのいじめがきっかけで対人恐怖症に陥り、出社できなくなりました。

Bさんは、「会社の対人関係でつまずくと、人とかかわりたくない、眠れない、不安だという状態になります。しばらくすると元気になって次の仕事を探しお金のために働くんですけど、また再発。朝になると仕事にゆく気力がなくなって、もう死のうって考えるしかなくなっちゃうんです」と訴えていました。

Bさんに対しては、人間関係の距離のとり方がネックとなり、それが病状の悪化につながっていると判断しました。そこで精神科医は、臨床心理士とよく相談し、カウンセラーのCさんにBさんのカウンセリングを依頼しました。カウンセリングは週に一回、長いときは一日の大半をかけて話を聞くようにしました。カウンセラーとBさんとは、Bさんの心の悩みを共有することによって相互の信頼関係を築いていきました。

Bさんは、「私が死のうと思っていたとき、私のカウンセラーは傍らに寄り添ってくれ、〝あなたの命は何ものにも代えられないほど貴重な宝物なのだ〟〝だから死なないで〟と、泣きながら説得をしてくださった」と語っていました。そして「こんな自分でもそんなに思ってくださる人がいるのかと思うと、もう一度生きよう……」という言葉が聞かれるようになりました。

また精神保健福祉士のDさんは、Bさんをある日、買い物に誘いました。対人恐怖症になってから、Bさんは人と話をするのがつらいと感じていました。Bさんは、例えば、洗濯機が壊れたので業者さんに連絡したいけれどうまく交渉できないとか、自分でやってみたけれど相手を怒らせてしまったというところにつらさを感じていたようです。Dさんは、Bさんの現在住んでいるその場所での生きづらさをよく理解して、一緒に動いて問題を解決してくれました。つまり、Dさんは、Bさんの悩みに対して、一緒に行動することによって、Bさんと徐々にコミュニケーションがとれるようになってきたと言います。

そして、Bさんから「Dさんがうちに訪問してくださり、お掃除などを手伝ってくださりながら私の話し相手をしてくださっているうちに、人と話すことに対する抵抗が少なくなっていきました。そのことが生きる活力になるんですよ」という言葉が聞かれるようになりました。

自殺というのは、人とのきずなが切れたときに起こるので、何とかそのきずなが切れないように、チームで全力を尽くして親身にかかわる必要があります。精神科医と臨床心理士、精神保健福祉士、保健師がチームでかかわる手厚いケアが命を守るために必要だと思います。

北千住旭クリニックの特徴

北千住旭クリニックの理念および基本方針、そしてその特徴をまとめたものが表3と表4です。

クリニックでは精神科の外来のほか、デイケアや訪問看護を行っています。精神科の訪問看護は保健師、精神保健福祉士が担当しています。また、クリニック内で臨床心理士がカウンセリングを行います。家に閉じこもってしまい、継続して外来治療を続けることが困難な方、病気とつきあいながら地域で生活を継続することを希望しているが、身の回りの家事がうまくできないとか、家族や隣人など、他人とのコミュニケーションがとれないとか、社会資源の活用の仕方がわからないといった方が訪問看護の対象となります。こういう方やその家族のためにパンフレットを用意しています（表5）。

関連施設としては、グループホーム（NPO法人）があります。グループホームに入居することができる人は、就労ができて、治療の意思があり服薬管理や生活管理が自分でできる方、単身者や家族があっても、受け入れ体制がない方などです。一つの独立したグループホームの定員は五名から七名です。

その他の関連施設としては作業所があります。私たちの作業所（NPO法人）はケーキをつくっています。そのケーキを、精神障がい者が運営し働く喫茶店や役所で売っています。

その他、私たちのクリニックには、「オリーブ会」という家族会があって、そこで家族間のいろいろな情報交換やフェローシップ（交流）が行われています。以前、私たちは、家族が困っておられることは何か、というアンケート調査をしたことがあります。すると、図3のような結果が得られまし

クリニックの理念および基本方針

1. 理念

信仰、希望、愛に基づくキリスト教精神にのっとり、運営する。患者さんに対しては、身体的、精神的、社会的、スピリチュアルなウェル・ビーイング（幸福感）をめざし、全人的にかかわる。患者さんとかかわる際には、誠実かつ思いやりのある態度で接するとともに、真理に対する真摯な態度を貫くよう努力する。以上の理念を順守し、患者さんをはじめご家族や地域の医療、保健、福祉に奉仕する。

2. 基本方針

(1) 医師、保健師、看護師、精神保健福祉士、臨床心理士等がチームを組んで、患者さんを支える。
(2) 近隣の精神病院や精神科クリニック、一般病院と連携を密にする。
(3) 公平で質の高い医療を提供できるように努力する。
(4) 医療者と患者さんやご家族とが信頼の絆によって結ばれるよう配慮し、インフォームド・コンセント（納得の上での合意）に基づく医療を推進する。
(5) 患者さんが、地域の中で、生活者として、生き生きと暮らせるように、社会復帰対策に力を尽くす。
(6) 医療職の教育、研修に尽力する。

表3　北千住旭クリニックの理念および基本方針

クリニックの特徴

1) 患者さんに対して全人的なアプローチを行っている。
2) 精神科医だけでなく、内科医が参加する診療体制を構築している。
3) デイケアでは、音楽・調理・絵画・書道・ダンス・スポーツ・聖書の勉強会 SST など、多彩なプログラムが組まれている。
4) 一般外来では十分話を聞いてもらえない、という方のために、臨床心理士によるカウンセリングを重視している。
5) NPO 法人「グリーフケアサポートプラザ」や「自死遺族ケア団体全国ネット」が行っている自死遺族の支援事業に参加している。
6) NPO 法人が設立したグループホームや作業所と密接に連携をとり、精神障がい者が地域社会で生活するための居住支援、生活支援、就労支援を行い、彼らが、地域の中で生活者として安心して暮らせるように尽力している。
7) 地域の保健所の保健師と連携するとともに家庭への訪問を重視し、精神保健福祉士、看護師が患者さんや家族を訪問して心身を健やかに保つため保健、福祉、医療等の指導を行っている。

表 4　北千住旭クリニックの特徴

精神科訪問看護について

家庭や地域のなかで、より安定した生活を送れるようにお手伝いするのが精神科訪問看護です。

保健師・看護師・精神保健福祉士などの専門職が、ご利用者様やご家族の了承を得てご自宅などに伺い、日常生活の支援などを行います。

《このような時はご相談ください》

＊治療を続けることが途絶えがちになっている
＊病気とつきあいながら地域での生活を継続したい
＊身の回りのことや家事等がうまくできない
＊人とうまく話したり、付き合ったりすることができない
＊社会資源の活用の仕方がわからない
＊ご家族が、ご利用者様とどのように関わったらよいのか
　わからない　など

◇心身の状態や生活状況から、より安定した生活ができるよう、治療の継続や服薬について共に考えていきます。
◇一緒に地域の中に入ってさまざまな施設や制度の利用を紹介し、生活範囲が拡がるような援助をしていきます。
◇日常生活のしづらさの対応策を共に考えていきます。
◇ご家族の困っていることや不安について、ご利用者様の病気をもとにアドバイスします。

表５　精神科訪問看護についてのパンフレット

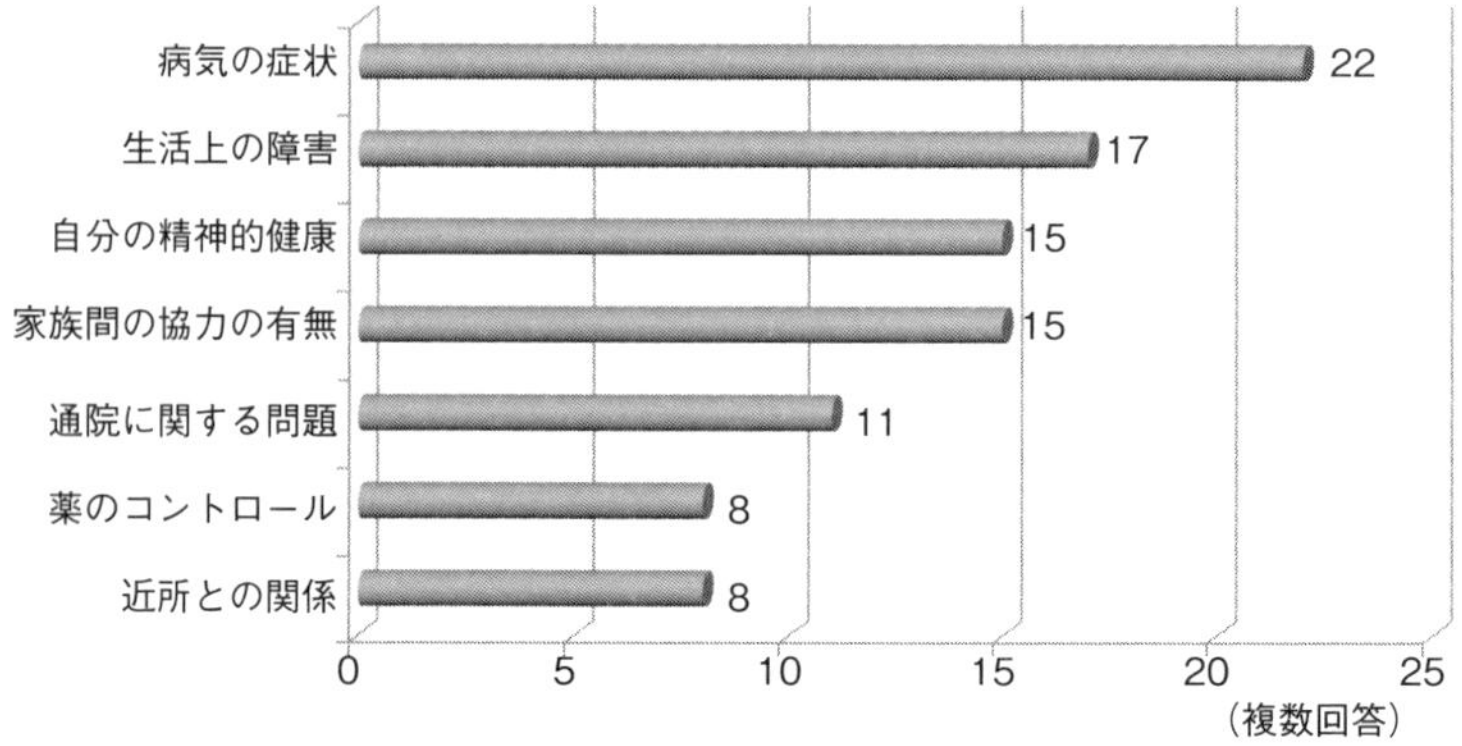

図３　家族が困っていることがら

た。このアンケート調査から明らかになったことは、家族はとくに、患者の「病気の症状」や「生活上の障害」に悩んでいるということでした。それから、「自分の精神的健康」というのは、家族がまいってしまうということです。これも多いことがわかりました。この調査結果から、家族のケアは非常に大切な問題であることがわかりました。

時々、家族がうつ病になって私たちの外来に来られることがあります。自宅で精神を病んだ方を家族がケアしておられると、家族自身がまいってしまう。その家族をどうやってサポートするかというのは、大きな課題だと思います。

家族の中でいろいろな意見の対立があってけんかになったり、場合によっては心病む方が家族内にいることによって離婚になるというようなことがしばしばあります。家族会は苦しみに耐え悩み苦しんでいる家族が集まり、気兼ねなく自らの経験や悩みを語りながら励まし合い支え合う場として、多くの方々に利用されています。家族会ではこうした交りだけでなく、病気や治療、制度などの知識を学び合ったり、医師から困った事柄について助言をもらったりしています。

精神科医療とチームケア

Aさんのケース

冒頭において、自殺を訴える患者をチームで支えた事例を紹介しました。ここでは、精神科医療におけるチームワークの重要性について、さらに詳しく検討したいと思います。一つのケースを紹介しましょう。ここでは、Aさんとしておきます。プライバシーの問題がありますから、いくつかの事例をつなぎ合わせて〝創作〟したので現実に存在したケースではありません。

Aさんは十八歳の女性で、発達障がいと身体表現性人格障がいと診断されています。両親が幼少時に離婚。彼女は母親に引き取られました。母親からの虐待があり、しかも、母親に生活能力もないために、児童相談所を経て養護施設に入りました。その後、施設を脱走して再び母親と住むようになりました。高校は中退。この間、摂食障がい、心身症状が出現し、クリニックを受診するようになりました。母親との間でけんかが絶えないため、精神科医は、まず母子分離を試みようと判断しました。

Aさんに対するケア・システムをチャートにしますと、図4のようになります。クリニックでは、精神科医、保健師、精神保健福祉士、臨床心理士、それにボランティアが彼女にかかわりました。こ

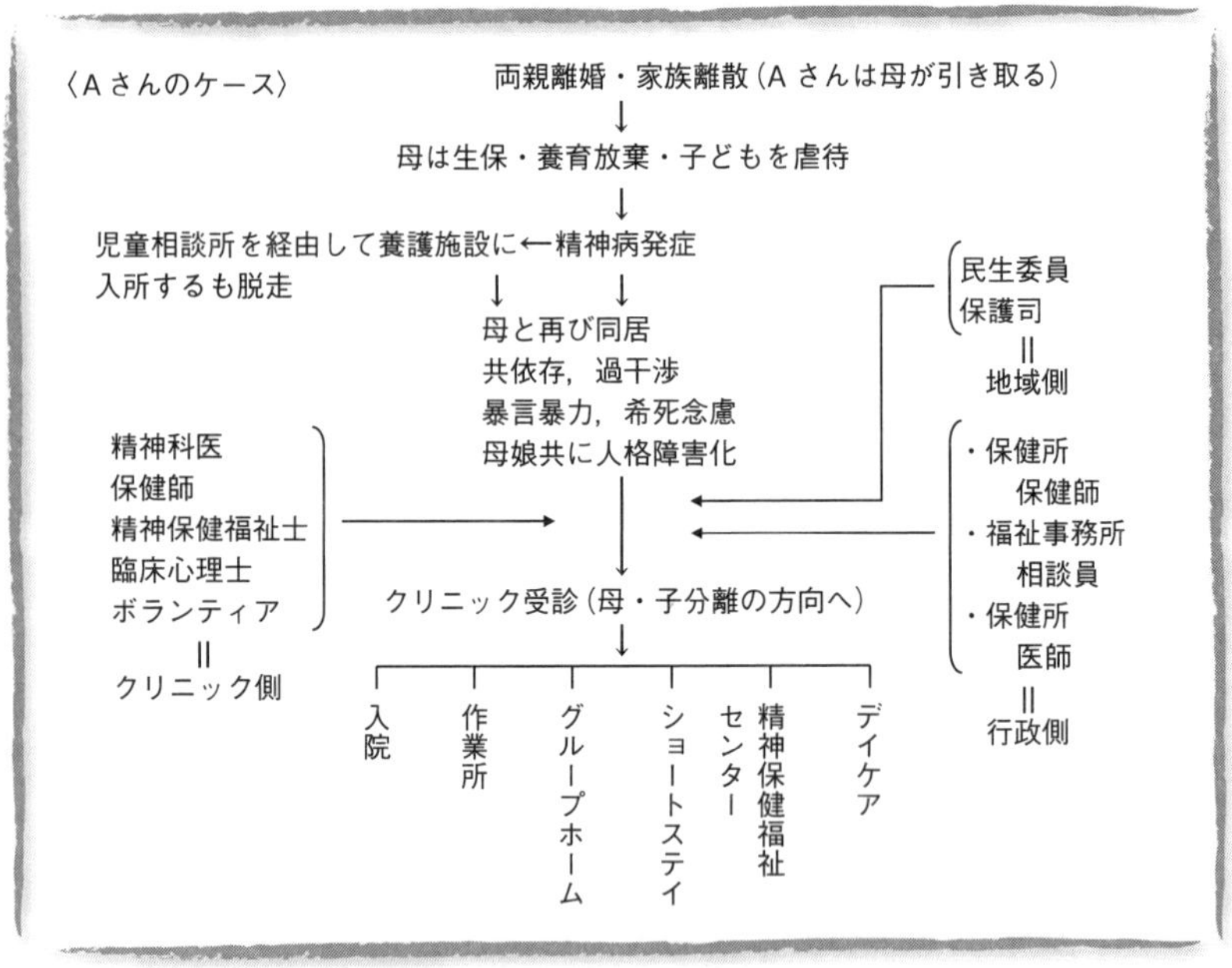

図4　チームケアの必要性

のボランティアは中年の女性です。ちょうどAさんぐらいのお子さんを持っていらっしゃったのですが、突然事故死されました。そのことがきっかけになって、なんとか人のために役立ちたいと思うようになり、将来は、精神保健福祉士の資格を取りたいと言って、ボランティアをしながら勉強しておられます。私たちのチーム医療に参加している方は、その他にも保健所の保健師、福祉事務所の相談員、保健所の医師、民生委員、保護司、それからデイケアのスタッフや地域の精神保健センターのスタッフ、ショートステイ（二〇〇九年から導入）やグループホームの世話人、作業所の職員などがいます。このように、Aさんを支えるためには、さまざまな社会資源が必要になるのです。

ケアする場合の問題点

ケアする場合の問題点として、Ａさんのケースで問題になったのは、金銭管理や身の回りのことを自分で行う生活管理（例えば掃除、身づくろい、鍵の管理など）ができなくなったり、出会い系サイトで異性との交流を繰り返すなど生活全般の乱れが目立ったことです。また、病識がなくてたびたび自分で治療を中断するということです。つまり、自分で服薬管理ができない。病識がないというのは一番困ります。しかし病識の有無は、あくまで医療者の判断であるということを、心に刻んでおく必要があります。診断というのは「断ずる」ことです。私たち医療者が「病識がない」とカミソリで切るみたいに切り捨ててよいのか、反省してみる必要もあるでしょう。私たちが患者とうまくコミュニケーションがとれれば、本人が病識を持つ場合もあります。そこに精神医療に携わる者のだいご味もあるし、また難しさもあると言えます。いずれにしても、Ａさんの例に限らず薬を服用しないと、精神症状があらわれ、病状が悪化することが多いのです。とくに妄想や幻覚が顕在化したり、衝動性が高まるとともに、自傷他害行為が出てくると入院の適応となることが多いのですが、明らかに入院の適用のあるときでも入院を拒否される場合が多い。日本では、まだこうした難しい患者を二十四時間態勢で支援する救急搬送体制は、整っていません。そこが先進国と違うところです。日本ではイタリアのように救急精神医療を円滑に進めるシステムや搬送体制ができていません。

それから家族のサポート体制がない。そして経済的な基盤が非常に弱いということが問題です。また、本人も家族も制度の利用の仕方がわからないでいるので、指導が必要です。さらに病院を出たいと思っても、居場所がなく、たらい回しになってしまうケースが少なくありません。

地域精神保健におけるチームワークの問題

精神医療チームワークを支える財源の問題

チームというのは語源的には統一とか統合とかいう意味を持っています。精神科医療におけるチームワークとは、精神障がい者が地域の中で精神的に健康な状態で、生活者であり続けるために、精神科医、保健師、精神保健福祉士、臨床心理士、作業療法士などが、彼らの身体的、精神的、社会的、スピリチュアルな悩みを解決したり、そのニードにこたえるために、一致団結してかかわることです。

精神医療のチームワークに関するこうした定義は、紋切り型であると言われるかもしれません。要するに、それは、いろいろな社会的な資源を活用して精神障がい者のいろいろなニーズに対してこたえていく機能であると言っていいと思います。しかし、チーム医療を行うためには財源が必要です。保健師や看護師や精神保健福祉士の行う訪問看護には医療保険点数がつきます。しかし遠隔地に行く場合には、点数面でまだ十分配慮されていません。また、外来で行われる臨床心理士のカウンセリングなどは医療保険がきかず、自費になりますので、生活保護を受けている人などには受けにくい状況にあります。

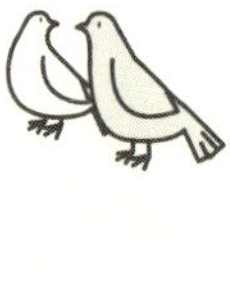

チームワークをはばむ医療構造

次に、チーム医療をはばむ組織構造について述べます。この点については、私は社会学の勉強をきちんとしたわけではないので、私の経験から言わせていただくということを最初におことわりしておきます。精神医療におけるチームワークをはばむ原因の一つは縄張り意識、縦割り意識、たらい回しの体質だと思います。組織のおのおのがこのような考えを持っていたのではチームはできない。それから、医療保険点数を与えられない職種が冷遇されていることです。例えば、臨床心理士が本来やりたいカウンセリングをさせてもらえず、医者の果たすべき仕事や役割の肩がわりをさせられる。書類書きで一日が終わる。雑用ばかりやらされて便利屋として使われる。つまり、自分の知識や技術を現場で生かせない。こういう構造というのは、いろいろな原因があるのでしょうけれどもどこかおかしい。収益中心の経営者は心理テストを収益目的のためだけに機械的にやらせる。収益のために義務的、規則的に訪問に何回も行かせる。そして、現場で起きたトラブルはだれも責任をとろうとしない。こういうことでは、チーム医療は成立しません。

チームワークをはばむ人

私は、大学病院にも民間病院にも勤めたことがあるのですが、そういう私の経験を踏まえて言うと、どうもチームワークを組めないスタッフというのがどこの職場にもいるのではないかと思うようになりました。私はもう四十五年ぐらい精神科医をやっていますけれども、協調できない人というのがいるように思います。そうした人の共通点を挙げると、非常にプライドが高く自己主張が強い。人や組織のあら探しばかりしていて、自ら汗を流して改革をしようとしない。他職種の人に対して色メガネで見て公平・中立でない。このような人は、自分の心の中に、コンプレックスがあって、自分より弱い人に対しては優越感を持ち、強い人には劣等感を持つ。それゆえ、他者となかなか協調できません。こういう人は、忍耐力や物事を処理するにあたって持続性、一貫性がなくて気分にもむらがあって、怒りっぽい人が多い。

それから医療情報や知識について言うと、患者の病態水準がどのくらいかということを把握できない人は困ります。これは、その人が精神医療について、どのくらい勉強しているかが問われる問題です。また、自分がやっている仕事に対する役割意識というかアイデンティティー、あるいは使命感がどうもはっきりしないという人も適応するのが難しい。さらに、自分が何でもできると考えて、分をわきまえずに他職種に口を出す人。自分がやるべきことをやらないで、他の人を批判ばかりする人も連携を組むことは難しいです。それから、精神医療全体を見ないで、自分のセクションだけしか考えない。自閉的であって反省能力がない。意地悪で嫉妬心が強い。人の悪口をよく言うなどといった人はなかなかうまくチームを組めません。

指導者の場合、独裁的、権威的で管理的な人。閉鎖的、猜疑《さいぎ》的な人。部下に対して非寛容、批判的で敵意を持っている人などは、部下がついてきません。

チーム調整能力のある人

チームを組めて、調整能力のある人間は、専門知識や情報収集能力があることが基本ですけれども、人にはいい面も悪い面もあるということをちゃんとわかっています。全体的な視野に立って物事を判断できます。また、新しい形の指針を示したり提言ができ、将来への展望を持っています。そして、責任をだれが、いつ、どうとるかということがちゃんとわかっている。ここまでは自分の責任である、ここからは他の人の責任であるということが大体わかっています。責任と権限の一致（権限委譲）の原則について理解しています。このような人はパワーバランスを考慮できるのです。そして、問題解決能力や企画力があり、財政基盤とか、手続きを行うにあたって、その根拠となる法令や条文がきちんとわかるとともに、収支のバランス表が読める人でなければなりません。

　さらに、ケアを適切に行うための場を決定するために必要な行動力を持っています。ケアの中では、患者に「生きられる空間」つまり、生き生きと生きてゆける場を提供するということが非常に重要だと思います。どういうふうにやったら場づくりができるかということです。それから、チーム調整能力のある人は相互に信頼関係を構築することができる。また、スタッフが燃え尽きそうなときにフォローができます。

チームワークを推進できる人

チームワークを推進できる人の要件をここでまとめると次のようになります。

・自分の限界を知っていて「分」に応じてチームに参加できる人。
・謙虚、誠実で他者を尊重できる人。

・バランス感覚を持っている人。
・心をいつも他者に対して開いている人。
・クライアントやスタッフに勇気や元気を与えることができ、良い点を評価できる人。
・忍耐心を持っている人。
・責任感、自己洞察力、自己反省力を持っている人。
・傾聴できる人。
・守秘義務を守れる人。
・新しい企画をつくった場合、スタッフの合意をとり、実行に移せる人。
・一貫性、継続性を持っている人。
・患者さんに仕える姿勢を持っている人。

チームワークでかかわる問題点

次に、チームワークで患者にかかわる際の問題点について考えてみます。

◇ プライバシーの保護（守秘義務）について

まず、患者のプライバシーの保護について考えてみましょう。一つの例として、夫婦とか親子とかが、別々のカウンセラーにカウンセリングを受けているような場合、当事者にとって知られたくないような秘密を、カウンセラー同士がその秘密をもらして知ってしまうと、カウンセリングができなくなります。それゆえ、援助者は、患者や家族から知り得た秘密を守らなければなりません。

しかし個人情報の保護を厳格にしすぎますと、そのことがチーム医療を進めるにあたって妨げになることがあります、例えば自傷、他害の危険性がある患者に介入する必要がある場合は、チームでかかわらなければ当事者や周囲の人々の命を救うことができないので、それぞれの支援者が持っている、守秘義務を解く必要があります。よく事情をわきまえておらず医療全体の構造が見えていないカウンセラーは、守秘義務があるから医者にも患者さんの情報を伝えませんとか、他職種には言えませんと言います。確かにそのことが正しい場合もありますけれども、緊急事態が発生したような場合は、やはり守秘義務を解いてスタッフ間で情報の共有化を図る必要があるのではないかと思います。

◇境界型人格障がい者を扱う場合

境界型人格障がい者は、自分は被害者だと言いふらし、みんなの同情を引いておいて、チームの構成メンバーの悪口を言うということがしばしばあります。そうすると支援者同士の和が乱れ、チームで支えることが難しくなります。ですから、ケアする人は、そういう患者の言葉を真に受けて援助者同士が悪口を言うような〝ワナ〟に陥らないように注意すべきです。

◇責任と評価

チーム医療を行うにあたって、計画、実行、評価、改善といったプロセスが必要ですが、その中でも、専門家主導の上意下達のタテ関係を重視する医療であるのか、患者中心のヨコ関係を大切にする医療かということも、大変重要なテーマです。この場合チームの中で最終的にだれが責任をとるのかはっきりさせておかなければなりません。チーム医療を行う中で、だれがどのように責任をとるのかはっきりわからない場合は、第三者機関を設け、そこの判断や評価を受ける必要があると思います。各職種の専門家が患者に対してそれぞれ独自にかかわるのか、チームを組んでやるのか、専門家同士の調整をどうするかといった難しい課題がたくさんあるということを記憶しておく必要があります。

◇規律の確立

チーム医療を行うにあたって各職種が守るべき規律（ルール）やマニュアルが確立していなければなりません。また、規律が守られているかどうかということを客観的に評価するシステムが必要です。

◇チームワークを支えるにあたって大切なこと

チームワークを支えるにあたって、すぐ思い出すのが、「三人寄れば文殊《もんじゅ》の知恵」。「三度の飯よりミーティング」(これは有名な北海道浦河にある「べてるの家」の患者が言った言葉です)。「彼を知り、おのれを知れば百戦危うからず」。「ほうれんそう」(報告、連絡、相談）といった考え方は重要です。臨床現場にいると、これがなかなかできません。

私には、苦い経験があります。デイケアに参加している人で、自殺予告徴候を出していた人がいました。デイケアのスタッフがうっかりしていて、主治医にその情報を連絡しなかった。連絡しないだけではなくて相談もしなかった。報告もしなかった。その結果、主治医が知らない間に自殺をされてしまったのです。そして管理責任だけは医者がとらなければいけなくなった。このケースなどは、チームワークがうまくいかなかった典型的な事例です。逆に医者が知り得た情報をコ・メディカルスタッフにきちんと連絡をしなかったために、デイケアの現場で、トラブルが起き大混乱に陥ったこともあります。

このようなことは、医療に従事する人がみなそれぞれ注意しなければいけないことです。精神医療を円滑に進めるためには、チームワークがどうしても必要で、何でも勝手にひとりでやっていけるものではありません。みんなの力を結集してはじめて一人の命を支えることができるのだということを、肝に銘じていかなくてはいけないと思います。

チームワークを形成するための知恵

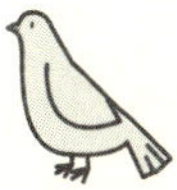

最後に、チームワークを形成するための知恵を聖書から学びましょう。新約聖書（新共同訳）のエフェソの信徒への手紙四章一六節にある言葉です（傍点は筆者による）。

「キリストにより、体全体は、あらゆる節々が補い合うことによってしっかり組み合わされ、結び合わされて、おのおのの部分は分に応じて働いて体を成長させ、自ら愛によって造り上げられてゆくのです」。

この聖句をチームワークを形成するための知恵として受け取ることができると思います。「体全体」というのは、おのおののスタッフによって形成されるチーム全体を指すと理解できます。それから「節々」とか「おのおのの部分」というのは、スタッフの一人一人を指すと考えます。「補い合う」というのは、スタッフは、みんな持ち分が違うわけですから、各自の知識、経験、技術を出し合い、相互に補完し合うことが大切です。その際、スタッフは思い上がったり、でしゃばったりせず、「分に応じて」自らの職責を全うすることが求められています。

「分に応じる」ということをもっと具体的に言うと、役割分担すること、すなわち越権行為をしない。自分のできるところはどこかと、絶えず自分のなすべきことをわきまえておくことだと思います。

最後にチームには、全体を統括するリーダーが必要です。つまり全スタッフを「組み合わせ、結び合わせる」役目を担う人が必要です。このように多職種のスタッフが連携し合って、共通の目標を目指して一致団結して事に当たれば、組織全体は「成長」します。そして、チームワークを形成するための基本は、スタッフ同士の「愛」です。「愛」というのは、スタッフが他のスタッフや患者に対して配慮する心を持つということです。スタッフの各人が、愛に満たされ、相互にエネルギーを出し合って、患者のために仕えていくならば、そのチームは成熟したものとなるでしょう。

おわりに

最後に、心と心のきずな（安心できる関係性）の重要性をお話しして終わります。

クリニックには、病死や自殺で亡くなった方の遺族が悲嘆反応を呈して相談に来られますが、いわゆる抗うつ剤や抗不安剤などを飲んでいただいても良くならないケースが少なくありません。援助者はその悲しみをよく聞いて差し上げて、その人の立場になって忍耐強く支えることが大切です。このことを、私は臨床をやっていて気づきました。

私が精神病院に勤務していたとき、寛解状態になった二人の患者さんがいました。寛解状態というのは陽性症状といわれる、いわゆる妄想や幻覚が消失し、精神的に安定している状態を言います。この二人を外泊させました。一方の引き受け手となった家族は患者に対して批判的かつ、敵対的であり、また、過干渉に振る舞いました。そのような猜疑的、警戒的な家族の中に患者を帰しますと、妄想や幻覚が再びあらわれてきて、病状が悪化し病院に帰ってきました。もう一方の家族の場合は、受け入れ態勢が非常に良くて、患者にとって安全感と安心感を持てるような家庭環境でした。この患者の場合は、外泊時よりさらに状態が良くなって病院へ戻ってきました。

このような臨床体験から、私は、人間同士の関係性というか愛情といいますか、要するに相互の信頼感のようなものが、精神病の症状に強く影響を及ぼすんだなということを悟りました。つまり、人間を癒やすためには、ただ薬だけ飲んでもらえればいいというものではないのです。

また、摂食障がいがあったり、虐待があったり、家庭内暴力があったり、非行や自殺行為があったり、学校に通わなくなってしまったりといった、いわゆる人格障がいや発達障がいに罹患《りかん》している若者の家庭環境を調べてみますと、親子関係や夫婦関係が悪いケースが少なくありません。つまり、愛し合い信頼し合う関係がないために、相方とも性格がゆがんでしまったというケースが非常に多いことがわかりました。これが四十五年間、臨床医として精神医療に携わってきた私の結論と言えます。

前述したように、心を病んでいる患者に対しては、ただ薬を出せば良くなるというようなものではない。これまでの長い生活史の中での愛が欠如していたり、現在の家庭環境が悪いために病状が悪化しているケースが少くないのです。ですから、家族の中の〝悪者探し〟をするのではなく、お互いいたらなかったことは悔い改め和解し合うこと、つまり人を癒やすにあたって大切なのは、人と人との間の関係の中にあるきずな、すなわち患者に安全感と信頼感を与えることであると思います。これが家族内でなかなかできない場合は、第三者を入れて相互の立場を客観的に見ることも一つの方法です。

（二〇〇九年十一月二十八日、聖学院大学4号館教室）

あとがき

「福祉の役わり・福祉のこころ」第三集『とことんつきあう関係力をもとに』をお届けできることとなった。「認知症高齢者のケア」および「精神科医療におけるチームワーク」という、今日、きわめて関心を持たれ、重要な課題に取り組まれている、おふたりの先生方のお話が記録されている。

本シリーズ・ブックレットは、「福祉のこころ研究会」講演をもとに作成されている。第一集は阿部志郎著『福祉の役わり・福祉のこころ』(二〇〇八年六月)、第二集は阿部志郎・長谷川匡俊・濱野一郎著『与えあうかかわりをめざして』(二〇〇九年一〇月)として刊行された。

この研究会は、聖学院大学人間福祉学部(牛津信忠学部長)および同大学院人間福祉学研究科(郡司篤晃研究科長)の教員による聖学院大学総合研究所の一つのプロジェクトとして計画されている。人間福祉学部および人間福祉学研究科の設置理念と、福祉実践との橋渡しになることを願っている。これから福祉を学ぼうとしている人、いま、福祉を学んでいる学生、さらに、福祉の現場で働いている方々の指針になれば幸いである。

今回も、講演会開催に当たって、柏木昭名誉教授がコーディネーターとしてご尽力くださった。また、ブックレット作成と研究会の開催に当たっては、聖学院大学出版会の山本俊明部長、花岡和加子氏、総合研究所鈴木典子氏に多大のご支援をいただいている。関係者各位のお働きに感謝を申し上げたい。

二〇一〇年九月

研究会を代表して

人間福祉学部教授　中村　磐男

著者紹介

岩尾　貢（いわお　みつぐ）

社会福祉法人鶴寿会専務理事、指定介護老人福祉施設サンライフたきの里施設長。

一九四七年生まれ。一九六九年同朋大学社会福祉学科卒業。一九六九～二〇〇一年精神科ソーシャルワーカー。一九八九～二〇〇一年老人保健施設兼務。二〇〇一年より指定介護老人福祉施設サンライフたきの里施設長。二〇〇七～二〇〇九年龍谷大学社会学部地域福祉学科教授。二〇〇九年より金城大学短期大学部専攻科非常勤講師。社会福祉法人共友会「矢田野ファクトリー」「グループホームやたの」理事長。日本認知症グループホーム協会副代表。日本デイケア学会、日本認知症ケア学会評議員。石川県精神保健福祉協会理事。認知症ケア高度化推進委員会委員。認知症地域支援体制推進委員会委員。

〔著書〕　第4版『これからの精神保健福祉――精神保健福祉士ガイドブック』へるす出版、『看取りケアと重度化対応ケアマニュアル』日総研出版、『新しい認知症介護』中央法規出版、など。

平山正実（ひらやま　まさみ）

聖学院大学総合研究所・大学院（人間福祉学研究科）教授。北千住旭クリニック精神科医。医学博士、精神保健指定医。

一九三八年生まれ。横浜市立大学医学部卒業。自治医科大学助教授（精神医学）、東洋英和女学院大学大学院教授（臨床死生学、精神医学）を経て現職。

〔著書〕『死別の悲しみから立ち直るために』聖学院大学出版会、『死別の悲しみに寄り添う』聖学院大学出版会、『見捨てられ体験者のケアと倫理――真実と愛を求めて』勉誠出版、『人生の危機における人間像――危機からの創造をめざして』聖学院大学出版会、『はじまりの死生学――「ある」ことと「気づく」こと』春秋社、『心の病気の治療がわかる本』法研、など。

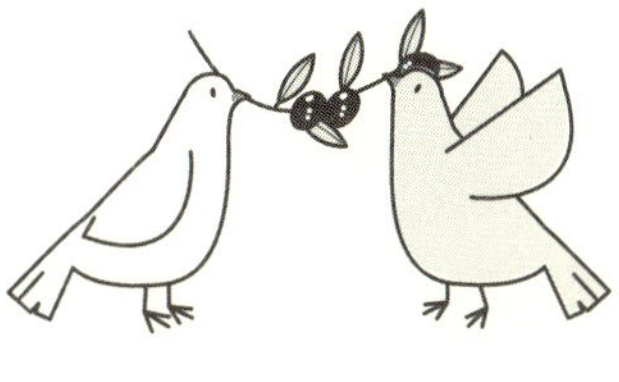

福祉の役わり・福祉のこころ
とことんつきあう関係力《かんけいりょく》をもとに

2010年11月20日　　初版第1刷発行

著　者　　岩　尾　　　貢
　　　　　平　山　正　実

発行者　　大　木　英　夫

発行所　聖学院大学出版会

〒362-8585　埼玉県上尾市戸崎1-1

電話 048-725-9801 ／ Fax 048-725-0324

E-mail : press@seigakuin-univ.ac.jp

ISBN978-4-915832-89-5　C0036

◆◆◆ 聖学院大学出版会の本 ◆◆◆

MEMO